くらしの化学
●化学物質の光と陰●

横川洋子 編著

横山　篤
秋田正治

学文社

は し が き

20世紀は科学が急速に発展をとげた世紀ともいえる。その結果，さまざまな科学技術が生まれ，多くの化学物質が生産されてきた。

わたしたちは，それらの化学物質の有用な面だけを利用し，より快適で利便性のあるものを大量につくり，それらを大量消費し，大量廃棄してきた。その反動ともいえる現象として，地球的規模での環境破壊を起こしてしまった。

一方，化学物質の有害な面として，人や生物に対し発がん，催奇性，免疫毒性そして環境ホルモン作用などがあることを認識しはじめ，多くの人びとは化学物質に対し，大きな不安を抱くようになってきた。

このような時代を生きていくわたしたちは，化学物質の利用や使用に対して，どのような考え方や指針をもって対処していけばよいのか，いま問われている。そのためには，化学物質の正しい知識をもつことが重要である。

本書はこのような観点から，1では，身のまわりに沢山ある化学物質（製品）の存在を認知すること，つぎに化学物質の安全性，毒性などを知ることを目的とした。

2以降では，具体的な化学物質について，大きく四つに分け—環境ホルモン，大気汚染と化学物質，食と化学物質，健康と化学物質—それぞれの項目のなかで，関心度と重要性の高い，具体的な化学物質を取り上げ，それらの性質，安全性，毒性，予防策や，また，体に有益な食品中の化学物質について解説した。

化学物質の自然生態系への影響や人類に対して生存の危機をもたらすということを警告したのは，いまから約40年前の1962年にアメリカの海洋生物学者，レイチェル・カーソン女史（Rachel Carson, 1907～1964）であった。女史は『沈黙の春』（*Silent Spring*）を出版し，このなかで化学合成された農薬が十分な安全性を確認しないで使用されている事実と，この大量使用によって人も含めた生物に長期的に及ぼす影響を心配し，農薬の大量使用について強く警告を発した。この本は出版されて以来150万部を超え，20ヵ国語以上に翻訳されている名著である。同書のなかで指摘されていた殺虫剤のDDT（発見された当時この物質は夢の化学物質といわれた）は，現在環境ホルモン物質（内分泌かく乱化学物質）として指摘されている。

このような環境ホルモン（化学物質が動物の体内に入りホルモンとして働き，本来のホルモン作用をかく乱する）として働く化学物質によって，野生生物にその生殖異常が起きていることをさまざまな研究・調査を基に動物学者のシーア・コルボン女史（Theo Colbon, 1927～）らによって，一冊の本にまとめられた。それは『奪われし未来』（*Our Stolen Future*, 1997）というタイトルがつけられており，同書では1950年代からはじまった野生生物の生殖器障害・異常行動・生殖能力の減退などの原因物質が，内分泌系に作用する化学物質であることを指摘し，わが身を守るためにどのようにすればよいか，具体的な行動を示している。

この二冊の本は，20世紀に反乱した化学物質の自然の生態，および動物の生殖に与える大きな負の遺産を指摘したものである。

わたしたちは，身のまわりにあふれんばかりにある化学物質を上手に選択し，正しく使うことで，21世紀に人間をはじめとしたすべての生き物が生息できる自然環境が保全でき，そしてそのなかで次世代へとつながる生命を生みだすことができるのだということを，いま一人ひとりが考え行動する時期にきていると考える。このときに本書が役に立てばと思っている。

　2000年12月

著者を代表して
横　川　洋　子

くらしの化学―化学物質の光と陰・もくじ

まえがき

1　生活のなかの化学製品と化学物質

1　生活のなかの化学製品の恩恵と悪影響……………………………8

2　化学製品の安全性

1　環境ホルモン………………………………………………………17
　1　ペットボトルを低温度で焼却した場合の毒性………………18
　2　ビスフェノールAとスチレン…………………………………20
　3　ごみ焼却によってできるダイオキシン類……………………22
　4　古くて，新しい環境ホルモンのDDTとPCB………………28
2　大気汚染と化学物質………………………………………………35
　1　地球温暖化の抑制と低公害車…………………………………36
　2　酸性雨と森林被害………………………………………………40
　3　オゾン層破壊と紫外線…………………………………………42
　4　光化学オキシダントとスモッグ………………………………44
　5　ディーゼル車と浮遊粒子状物質………………………………46
3　食と化学物質………………………………………………………49
　1　農薬（残留農薬）と有機農産物………………………………50
　2　輸入食品とポストハーベスト農薬および食品添加物………58
　3　遺伝子組換え食品………………………………………………60
　4　食品中の化学物質………………………………………………66
　5　おいしい水・安全な水・ミネラルウォータ…………………74
4　健康と化学物質……………………………………………………81
　1　化学物質の体内での代謝と胎児への影響……………………82
　2　住居と化学物質過敏症…………………………………………84
　3　医薬品……………………………………………………………90
　4　健康食品と栄養サプリメント…………………………………96
　5　化粧品……………………………………………………………100
　6　電磁波の恐怖……………………………………………………106

化学物質から身を守る方法 ……………………………………………110

資料　環境ホルモン関連年表／環境ホルモンの種類／水道水の水質基準／米国
　　　環境保護庁が発がん性ありと指定した農薬／催奇形性が報告されている
　　　医薬品／関連法令

内容マップ

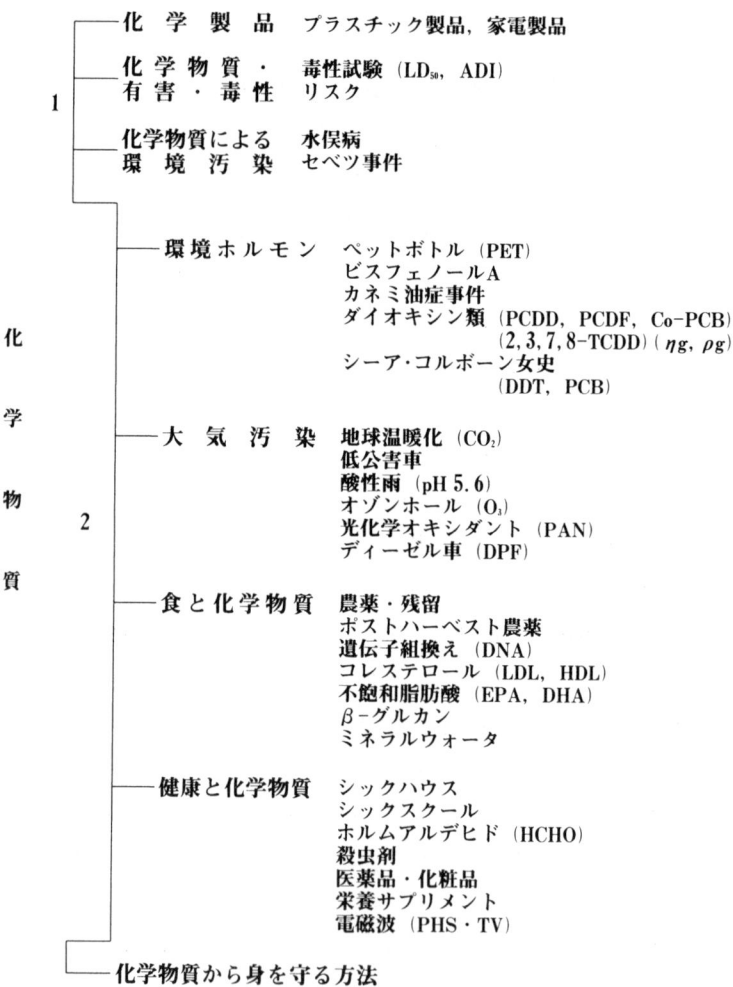

資料) 環境ホルモン年表・種類，水道水の水質基準，各種法律
　　　（食品衛生法，薬事法，農薬取締法など）

1　生活のなかの化学製品と化学物質

1　生活のなかの化学製品の恩恵と悪影響

わたしたちの生活は，衣・食・住全般にわたって，化学の進歩によって生み出された化学製品，たとえば合成樹脂（プラスチック），農薬・医薬品，合成洗剤，新建材などによりその恩恵を受け，快適な生活を送っている。

それらの化学製品の多くは化学物質によって作られており，軽い，割れない，さびない，よく汚れがおちるなど便利なものが多く，つぎつぎにその利点だけを考えて，多くの化学物質を使ってきた。その結果，人類は今までに経験しなかったほどの，多種多様な化学物質を摂取し，それらに囲まれて生活をしてきた。しかし，わたしたちは，化学物質の利便性による恩恵だけではなく，化学物質の環境や人体への悪影響についても，かずかずの事例を通して気づくようになった。すなわち，化学物質の有害性が，人の健康に対して，生理的な変化，行動学的な変化を生み出し，個人や集団の死まで引き起こす現象が生まれたこと，また環境に対しては，汚染，生態系・自然破壊などを起こし，地球全体の危機を引き起こしているということも事実である。

化学物質のなかで環境ホルモン作用（24ページ参照）を起こす物質は，生きものの生殖異常を，微量（ng：ナノグラム，25ページ参照）で引き起こす。そして，誰でもその影響を受ける環境のなかに生きている。という事実を多くの人は認識しはじめた。

1.1　身の回りの化学製品：物質

わたしたちは，日常生活のなかで多くの化学製品からできている"もの"に囲まれ，その"もの"を利用している。

それは，学校・職場・病院・娯楽場などさまざまな場所があるが，一番身近な家のなかの様子を点検してみよう（図 1.1.1）。

一家団らんの場所である居間には，テレビ・カーペット・ソファー・テーブルなどがあり，台所にはシステムキッチン・電子レンジ・ラップ類・殺虫剤など，風呂場には，バス・シャンプー類など，個室には，洋服・パソコン・掃除機など数多くのものがあり，それらを利用して快適な生活を送っている。

1.2　食卓ではどうだろうか

現代は飽食の時代といわれ，好きなものを好きなだけ食べている。しかし，それらの食料の農作物や原料の多くは海外から輸入しており，カロリーベースでの自給率は42％と，先進国では最も低い。すなわち多くの食料資源を海外に頼っており，日本国内では作っていないということになる。このように食料資源の海外依存率が高いと，外国での農作物の作り方，農薬の種類・数，豊作・凶作の影響を大きく受けることになる。

現実に大豆・トウモロコシなどはアメリカ・カナダから，野菜・果物類は

供給熱量自給率（カロリーベースでの自給率）　自給率とは食べ物のうち，国内で生産している割合をいい，その割合を摂取するカロリーで算出したものを供給熱量自給率という。

1 生活のなかの化学製品の恩恵と悪影響

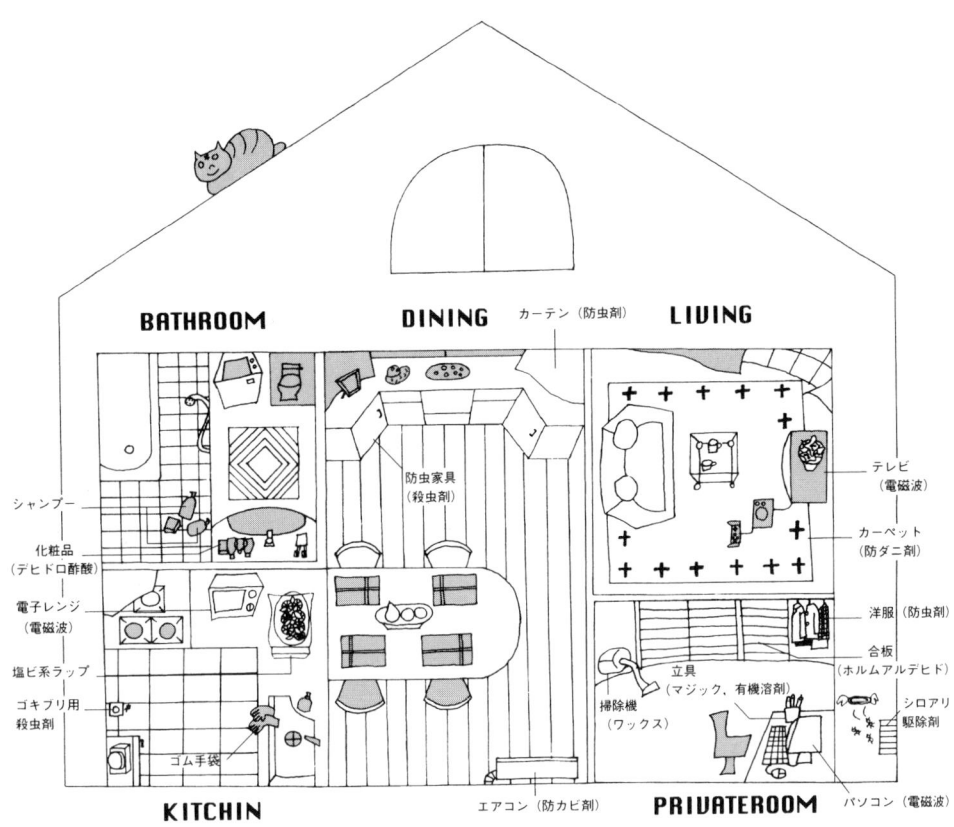

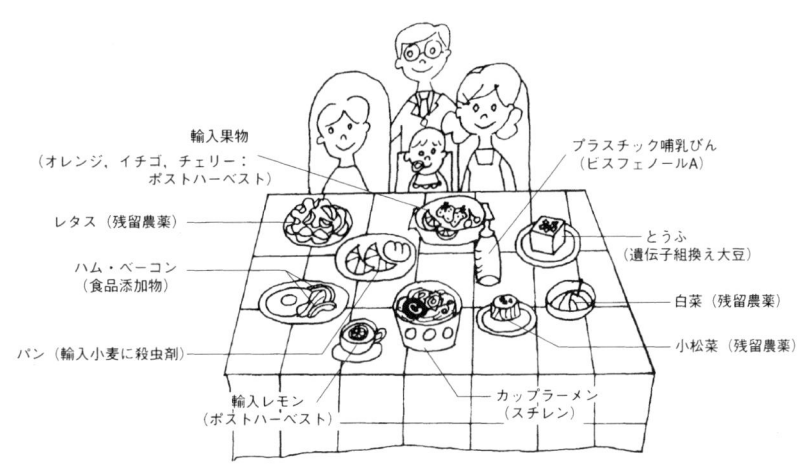

図1.1.1 身のまわりにある化学製品の一例

1 生活のなかの化学製品と化学物質

アメリカ，オーストラリアからその多くを輸入している。このように輸入される多くの農作物について，使用された農薬やポストハーベスト農薬の残留性・発がん性・環境ホルモン作用の疑いから健康に対する不安を多くの人が抱いている。また，話題となっている遺伝子組換え食品（60ページ参照）についても，その安全性への不安と表示義務について国際ルールが決まっていない現時点（2000年10月）において，多くの問題が残されている。

以上のように，身の回りには多くの化学製品があり，それらのものには図1.1.1の（ ）内に示すような化学物質が存在している。これらの化学物質は，わたしたちの体にとって安全なものであろうか，その安全性を中心に第2部で考えてみる。

1.3 化学物質とは

化学物質は，大きく二つに分けることができる。一つは自然界にあるものや，もう一つは人が作ったもの（合成）である。ここでは，後者の化学物質について説明する。

化学物質とは化審法（化学物質の審査及び製造等の規制に関する法律，巻末資料参照）では，「元素又は化合物に化学反応を起こさせることによって得られる化合物」と定めている。また，労働安全衛生法では，「製造中間体なども含めた元素及び化合物」と定めている。この定義からわかるように，化学物質は，非常に広範囲な物質から構成されており，人がこれまでに合成した化学物質は約1000万種類あり，このうち，数万種類が商業的に生産され，それをわたしたちは消費生活のなかでさまざまな場面で利用している。

つぎに化学物質の種類を図1.1.2に示した。最近の環境汚染源になっている化学物質は，図1.1.2の非意図的生成化学物質によるところが多い。

また，多様な化学物質の発生源と環境汚染との関係を図1.1.3に示した。化学物質の環境汚染は，特定の工場・事業所から，化学物質を含んだ排ガス，排水，廃棄物が排出される特定汚染に加え，汚染源が特定できない不特定汚染も発生する。不特定汚染とは，自動車の排ガスによる大気汚染，農薬による河川水の汚濁，家庭で使用した白アリ駆除剤による地下水汚染などがある。

1.4 化学物質の有害性の考え方

◆リスクとは何か

このリスクという言葉は，英語の"risk"を日本語として使っている。"risk"は辞書によると「危険・冒険」と書いてある。

すなわち，多くの場合，危険度（潜在的な危険性の度合い）あるいは危険性という意味で使われている。

わたしたちが生活しているなかで，リスクが予想される事象や物質は数多くある。

労働安全衛生法 1972年に制定された法律。労働者の安全と健康を確保するために，労働災害防止に関して事業主の責務と管理体制とを明確にした法律である。

1 生活のなかの化学製品の恩恵と悪影響

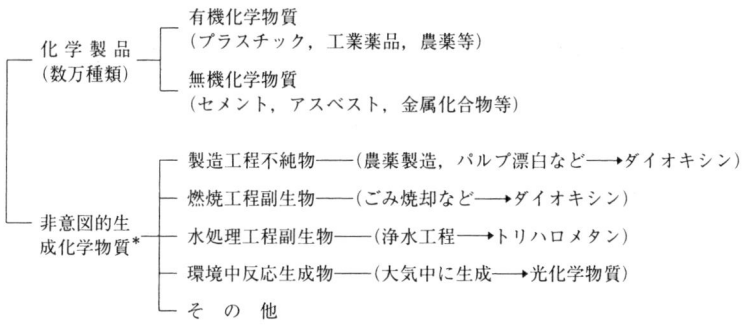

図1.1.2　化学物質の種類

＊非意図的生成化学物質　自動車の排出ガス中の化学物質，ごみ焼却工程で生成されるダイオキシン類など，人が意図しないのに生成される化学物質である。
　これらは生成場所や生成機構が多種多様であり環境汚染と深い関連のあるものが多い。

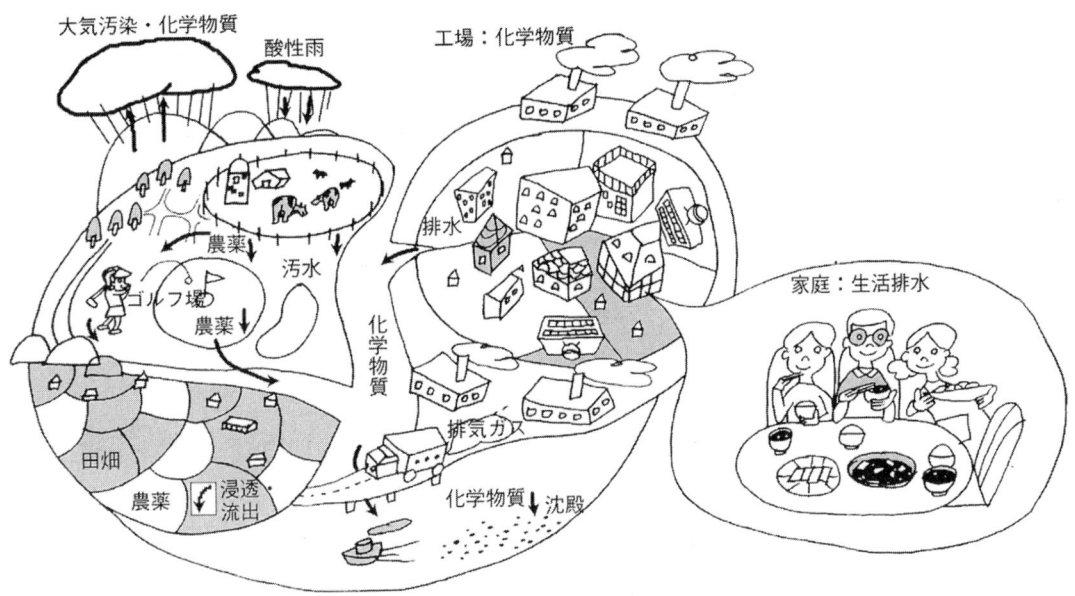

図1.1.3　化学物質の発生源と環境汚染

1 生活のなかの化学製品と化学物質

しかも科学工学の発展によって作り出された物質や技術が複雑・高度になればなるほど，そのリスクの種類と大きさが増している。また化学物質においては，その物質が発見されたときの特性が，後年になって，その蓄積や複合的な摂取によって，大きなリスクを受けることになる。

近年，問題となっている環境ホルモンなどはその典型例である。

1.5 化学物質の毒性の表わし方

化学物質が人に対してどのような有害性があるかを知る方法として，人に近い動物を使ってさまざまな毒性試験（表1.1.1）が実施されている。しかし，近年になってからは動物愛護の観点から，できるだけ動物を使わないで動物細胞を用いたり，化学物質の構造活性相関を調べる方法が用いられるようになった。

> **構造活性相関** ある物質の化学構造と生物に対する薬学的・毒性的作用との間に一貫性があり，ある範囲内でその予測が可能な関係。

動物を使った試験の結果については，毒性は主につぎのように表わされる。

(1) LD_{50} （50% lethal dose：半数致死量）

急性毒性試験で，50%の動物が死に至る投与量で，動物の体重1kgに対するmg数で表わす（例：50mg/kg）。

この値が小さいほど毒性が強いことを示す。天然毒物・農薬などのLD_{50}の値を表1.1.2に示した。最近，問題となっているダイオキシンの毒性の強さは，青酸カリの1万倍ということがわかる。

(2) NOEL （non observable effect level：無影響の用量）

試験動物に化学物質をある一定期間与えたとき有害な影響を示さない量で，一日当たり動物の体重1kgのmg数で表わす（例：50mg/kg・日）。

(3) ADI （acceptable daily intake：一日許容摂取量）

動物による慢性毒性試験で求められるNOEL（(2)）を基準として，人への安全性を推定したものである。

1.6 化学物質による環境汚染

化学物質は，難分解性，高蓄積性，慢性毒性といった特性をもっているものが多く，これらが環境中に排出された場合，その時点だけではなく，環境中でもさまざまな変遷をたどり，長期・継続的に，人や動植物などに被害をもたらす。

過去の公害問題となった重金属汚染，農薬などによるものは，製品の改良や使用方法の適正化などが図られたことによりやや減少した。

つぎに，化学物質による環境汚染の事例を表1.1.3に示した。

環境汚染をこれ以上起こさないためにも，化学物質の特性を知り，その取り扱い方，廃棄方法などの正しい知識を持つことが必要である。

表1.1.1　毒性試験項目

1. 経口急性毒性試験
2. 経皮急性毒性試験
3. 吸入急性毒性試験
4. 眼粘膜刺激性試験
5. 皮膚一次刺激性試験
6. 皮膚感作性試験
7. 急性遅発性神経毒性試験
8. 経口亜急性毒性試験
9. 経皮亜急性毒性試験
10. 吸入亜急性毒性試験
11. 神経亜急性毒性試験
12. 慢性毒性試験
13. 発がん性試験
14. 慢性毒性・発がん性併用試験
15. 繁殖試験
16. 催奇形性試験
17. 変異原性試験

表1.1.2　LD_{50}* による毒性の強さ

経口LD_{50}	mg/kg
ボツリヌス菌毒	0.00001
ダイオキシン（TCDD）	0.001
テトロドトキシン	0.1
ニコチン	1
青酸カリ	10
DDT（農薬）	100
食塩	4,000
エタノール	10,000

* LD_{50}：50% lethal dose（半数致死量）。急性毒性試験における50%の動物が死に至る投与量。

表1.1.3　化学物質による環境汚染の事例

事　例	原因化学物質	場　所	発生年	主な症状
水俣病	メチル水銀	九州水俣湾周辺	1953年	知覚・運動・言語障害
ベトナム戦争	ダイオキシン	ベトナム	1965年	四肢異常・無脳症・流産
カネミ油症事件	PCB[*1] PCDF[*2]	北九州	1968年（1987年和解）	皮膚色素沈着・クロルアクネ[*3]
セベソ事件	ダイオキシン	イタリア，セベソ	1976年	皮膚疾患・クロルアクネ
地下水汚染	トリクロロエタン	アメリカ，シリコンバレー	1981年	肝・腎臓障害
オゾン層破壊	フロン	南極上空	1980年代	皮膚がん

*1　PCB（ポリクロロジフェニル：有機塩素化合物，30ページ参照）
*2　PCDF（ポリ塩化ジベンゾフラン：ダイオキシンの一種，22ページ参照）
*3　クロルアクネ（塩素痤瘡，32ページ参照）

水俣病

1950年代のはじめに，熊本県水俣市を中心に発生した有機水銀（メチル水銀）による慢性水銀中毒。四大公害の一つ。当時水俣市にあった新日本窒素肥料水俣工場(現在，チッソ水俣工場)では，アセトアルデヒドを製造していたが，製造工程でメチル水銀が生成した。それらの有毒物質が水俣湾に排出された。その結果，そこに生息していた魚介類にメチル水銀が取り込まれ，それを食べた人が水銀中毒にかかり，多数の人が原因不明の中枢神経系の病気にかかり，死亡者まで出るようになった。1959年に，ようやく水俣病の原因が前述の工場から排出されたメチル水銀であることが証明された。しかし，公害病として国が認定したのは，約10年後の1968年であった。

セベソ事件

1976年イタリア，ミラノの北20kmにあるジボダン社イクメサ化学工場で爆発事故が発生，大量のダイオキシンがセベソの町一帯に飛散し，ニワトリ，ネコなどが死亡した。曝露による皮膚疾患クロルアクネ（塩素痤瘡）は子どもたちに集中し，被害者は1000人をこえた。

1 生活のなかの化学製品と化学物質

表1.1.4 化学物質の規制に関する主な法律

法　律　名	**所管官庁
毒物及び劇物取締法（毒劇法）	厚生省
*食品衛生法	厚生省
水道法	厚生省
*薬事法	厚生省
有害物質を含有する家庭用品の規制に関する法律	厚生省
廃棄物の処理及び清掃に関する法律（廃棄物処理法）	厚生省　環境庁
*化学物質の審査及び製造等の規制に関する法律（化審法）	厚生省　通産省　環境庁
環境基本法	環境庁
公害対策基本法	環境庁
水質汚濁防止法	環境庁
*大気汚染防止法	環境庁
悪臭防止法	環境庁
*農薬取締法	農水省
農用地の土壌の汚染防止等に関する法律（土壌汚染防止法）	農水省　環境庁
*労働安全衛生法	労働省
海洋汚染及び海上災害の防止に関する法律（海洋汚染防止法）	運輸省
火薬類取締法	通産省
*特定物質の規制等によるオゾン層の保護に関する法律	通産省

*巻末に資料あり。　　**2001年1月に官庁の変更あり。

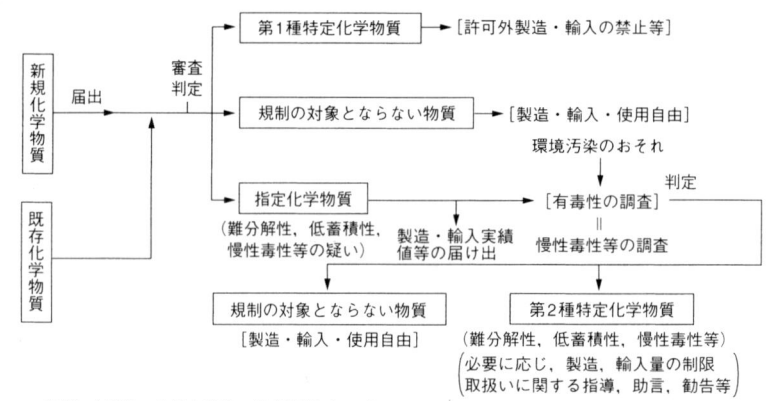

出所）大竹他：生活と科学，開成出版 (1995)

図1.1.4 化学物質審査規制法による化学物質の規制体系

───この章でのキーワード───
化学物質，非意図的生成化学物質，リスク，LD_{50}，NOEL，ADI，
毒性試験（急性毒性・慢性毒性・発がん性・催奇形成など），セベソ事件，水俣病

2 化学製品の安全性

1 環境ホルモン

　環境ホルモンは正式には「外因性内分泌かく乱化学物質」という。これは環境外にでた化学物質が生体内に取り込まれたとき，あたかもホルモンと同じように働き，本来生体内で営まれる正常なホルモン作用に影響を与え，さまざまな健康障害をもたらし，なかでも生殖機能障害を引き起こす化学物質である。現在，ダイオキシン類をはじめ67種類の化学物質があげられている。そのなかでもっとも多いのが農薬である。

　環境ホルモンは従来の化学物質が起こした公害病（特定の人が被害を受け，量もppm〔1g当たり100万分の1〕）とは異なり，ごく微量（ppt〔1g当たり1兆分の1〕）で，しかも誰でもその被害を受ける環境にいるということである。このことを言い換えれば，一人ひとりが正しい知識をもっていれば，ある程度の被害からは免れられるということになる。しかも，環境ホルモンの多くはわたしたちの身近なところにある。たとえば，家庭で使う殺虫剤・防虫剤などの農薬系，プラスチック類のスチロール樹脂，ポリカーボネート樹脂の原料などである。

　また，ごみを燃やすことによって発生するダイオキシン類，現在は製造・使用禁止となっているが土壌中などに蓄積し残っているDDTやPCBがある。

　この章ではこれらの環境ホルモンについて，性質，毒性などについて解説し，それらを体内に取り込まないようにするにはどのようにすればよいかについても解説する。

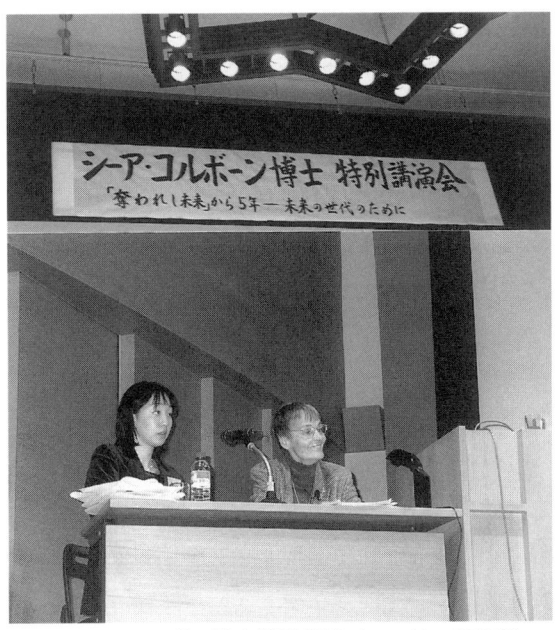

シーア・コルボン博士特別講演（2000年10月東京）

1　ペットボトルを低温度で燃焼させた場合の毒性

最近，どの都市でもペットボトルのごみを分別収集してリサイクルすることが行われている。どうしてこのようなことをするのかというと，焼却炉に問題がある。現在，ダイオキシンが発生する根源は大部分が一般家庭から出るごみを低温焼却炉で燃やしたときである。

欧州各国（たとえば，ドイツ，オランダ，ベルギーなど）は1980年代まで現在の年間ダイオキシン発生量の100倍を生成していた。しかし，厳しい基準を設け焼却施設を改良し高温焼却炉に何年もかけて改造した。新規焼却炉は民間も公的施設も厳しい管理で規制した。一般家庭から出るごみも徹底した分別と量の削減およびリサイクル整備を徹底して実施し，今日の日本の3750分の1しか発生させていない。

ダイオキシン類の対策に遅れをとった日本は，大量消費，大量ダイオキシン垂れ流し国家となった。ごみが出ても燃やさなければよいと考える人がいると思うが，他国は焼却率が低い（表2.1.1）。ごみの量だけでいうとアメリカは日本の年間ごみ排出量の4倍を発生させるが，焼却は日本の22％にすぎない。広大な土地をもつアメリカ，カナダはごみを燃やす必要がなくダイオキシンの発生だけでなく，地球温暖化の原因となる二酸化炭素も抑制していることとなる。一方，国土が小さい日本はごみを燃やすしかなく，その燃えた灰を埋め立てに利用していた。じつに焼却炉はアメリカの10倍を所有し小さな国土にこれだけひしめき合う焼却炉は，ほとんどが小型の低温度型が主力である。ペットボトルを完全分別できたとしても，リサイクルを実施する場合，輸送・分解・整形・販売などにかかる費用が問題となってくる。

しかし，1995年6月「容器包装リサイクル法」が公布され，容器包装材に関しては再利用・再資源化が義務づけられた。この対象容器のなかにペットボトルは入っている。ペットボトルを含むプラスチック製品のリサイクル推進のための判別マーク（表2.1.2）がある。また，これらのプラスチックの毒性と，焼却したときにできる毒物について表2.1.3に示した。

現在発生しているダイオキシンの大部分が，一般ごみの焼却によるといわれており，ペットボトルについて400度以下の焼却は問題になる。しかも，紫外線防止の効果をもつ緑色したお茶用のボトルは日本で最も消費されているが，リサイクルするときに緑の色素が邪魔になるということで，A社，C社およびK社などの緑茶飲料などの容器をそれぞれ透明化した。

以上のようなことを考えると，ペットボトルの使用は最小限に抑え，使用後は分別をきちんとする。

容器包装リサイクル法　1995年に容器包装に係わる分別収集及び再商品化促進等に関する法律が成立した。通称これを容器包装リサイクル法という。

この法律の施行は1997年4月から一部の容器包装について，他のものは2000年4月から実施された。この法律は，容器包装廃棄物のリサイクルのために，事業者には再商品化，自治体には分別収集をし，中間処理をして保管すること，消費者には分別して排出することの責任を負わせたものである。1997年4月からの容器包装は，びん，缶，ペットボトルを，2000年4月からは，ダンボール，紙類，プラスチック類などを対象とした。

1 環境ホルモン

表2.1.1 各国のごみ焼却の実態

国　　名	ドイツ	オランダ	スウェーデン	アメリカ	カナダ	日　本
ごみの発生量（1000トン/年）	43,500	12,000	3,200	207,000	23,200	50,300
ごみの焼却量（1000トン/年）	11,000	2,800	1,700	32,900	1,200	38,000
ごみの焼却率（％）	25	23	55	16	5	74
直接埋立率（％）	45	50	27	62	84	15
ごみの焼却場の数	53	11	21	148	17	1,854
1施設あたりの焼却量（1000トン/年）	208	255	81	223	71	20

（厚生省資料より）

表2.1.2 リサイクル推進のための判別マーク

判別マーク	① PET	② HDPE	③ PVC	④ LDPE	⑤ PP	⑥ PS	⑦ OTHER
素材名	ポリエチレンテレフタレート	高密度ポリエチレン	ポリ塩化ビニール	低密度ポリエチレン	ポリプロピレン	ポリスチレン	1〜6以外のプラスチック及び複合素材
用途別	●PETボトル ●ビデオカセットテープ ●A-PET容器	●ポリタンク ●ロープ ●スーパー持ち帰り袋（乳白）	●卵パック ●水道パイプ ●フルーツケース	●透明ポリ袋 ●マヨネーズ・ケチャップボトル	●食用コンテナ ●プリンカップ	●PSPトレー ●魚箱 ●食卓関連雑貨品	●フィラー発泡PPP容器 ●アルミ蒸着容器

出所）かながわエコライフ活動グループ：環境にやさしいくらし（1999）

表2.1.3 プラスチックの毒性と，焼却したときにできる毒物

プラスチック（記号）	毒　性	燃焼中にできる毒物
ポリエチレン（PE）	ほとんどない	きれいに燃やせる
ポリプロピレン（PP）	ほとんどない	きれいに燃やせる
PET樹脂（PET）	ほとんどない	煤（スス）
ポリスチレン（PS）	発がん性，中枢神経作用	煤
フェノール樹脂（PF）	発がん性	煤
ABS樹脂（ABS）	発がん性	青酸ガス
AS樹脂（AS）	発がん性	青酸ガス
ウレタン樹脂（PUR）	発がん性	青酸ガス
塩化ビニール樹脂（PVC）	発がん性	ダイオキシン
塩化ビニリデン樹脂（PVDC）	発がん性	ダイオキシン

注）モノマー（単量体）や，微量溶出する原材料・添加物の毒性を含む。
出所）表2.1.2と同じ。

2 ビスフェノールAとスチレン

2.1 ビスフェノールA

学校給食や病院給食のポリカーボネイト食器の破損部分（割れ目）から，自動洗浄機の湯（70℃）で洗うとビスフェノールA（BPA：図2.1.1）が溶出するといわれている。神奈川県は学校給食の食器はポリカーボネート（PC）製であったが，3年前より順次（25％ずつ）交換し陶磁器製や特殊コーティング製にしている。しかし，全国的にはPC製食器を使うところが大部分を占めている。プラスチック製品からのBPAの溶出について図2.1.2に示した。また，乳児の哺乳びんの口の部分はやはりPC製が多く，人肌に暖める前の洗浄過程でBPAが溶出し危険視されている（表2.1.4）。BPAの毒性は内分泌かく乱作用，初期胚の発育抑制，培養胎児での催奇形発現，精巣重量減少，精巣上体重量減少や精子数の減少などがあげられているが，これら内分泌かく乱化学物質と人体の疾患，生殖機能への影響はいまだ不明な部分が多い。

また，BPAに臭素が四つ入ったテトラブロムビスフェノールAは難燃剤として新建材に90％の割合で含有されており，燃えても煙は出にくい。しかし，この物質はアメリカでは使用禁止となっており，古い建物からも取り除く作業をしている。なぜならば，内分泌かく乱化学物質（環境ホルモン）として危険なだけではなく，化学物質過敏症の原因物質となる可能性が高い。

2.2 スチレン類

スチレンは，ベンゼンとエチレンから作られるもので，スチロールともいい，これを沢山結合させて作ったものがポリスチレンであり，プラスチックの一種である（図2.1.3）。これは，薄くても強度がある。また，これを発泡させたものが発泡スチロールで，用途は表2.1.5に示した。ポリスチレン自体には毒性はないが，ポリスチレン中に残るスチレン，およびスチレンダイマー（スチレンが二個結合したもの）やスチレントリマー（スチレンが三個結合したもの）などが環境ホルモン作用があるとされている。1998年には，即席カップめん容器からこれらの溶出が大きな話題となった（表2.1.6）。

スチレンについては古くから発がん性が指摘されていた。1970年代半ば以降には，ポリスチレン関連工場の女性労働者に子宮の炎症や月経不順が多いことが報告されていた。

スチレン類は高温にしたとき，アルコールや油を使ったときにその溶出が問題となってくる。したがって，カップ麺のスープ，使い捨てコップに入れたミルクコーヒーやお燗した酒などは要注意ということになる。そこで，カップ麺は紙容器のものを選ぶか，他の容器（陶磁器製のもの）に入れるか，スープは飲まないかなどを心がければスチレンの溶出を防ぐことはできる。

1 環境ホルモン

表2.1.4 乳児用哺乳びんのビスフェノールA溶出検査結果
（単位：ppb）

No.	商品名	製造・販売	ビスフェノールA 常温	ビスフェノールA 熱湯
1	ディズニーベビー KP-240	A	−	3.3
2	ヌーク哺乳びん	B	−	3.1
3	ビーンスターク	C	−	5.5
4	ペッタ	D	−	3.9
5	ハローキティベビーズ	E	−	4.5
6	モテモテくん	F	−	3.9
7	スヌーピー（ガラス製）	G	−	−

注） 1) 検査：横浜国立大学環境科学研究センター（花井義道）
　　 2) − ＝不検出＜0.2，常温26℃，熱湯＝95℃
　　 3) No.1〜6はポリカーボネート製
出所）日本子孫基金：食品と暮しの安全，102号

図2.1.1 ビスフェノールA

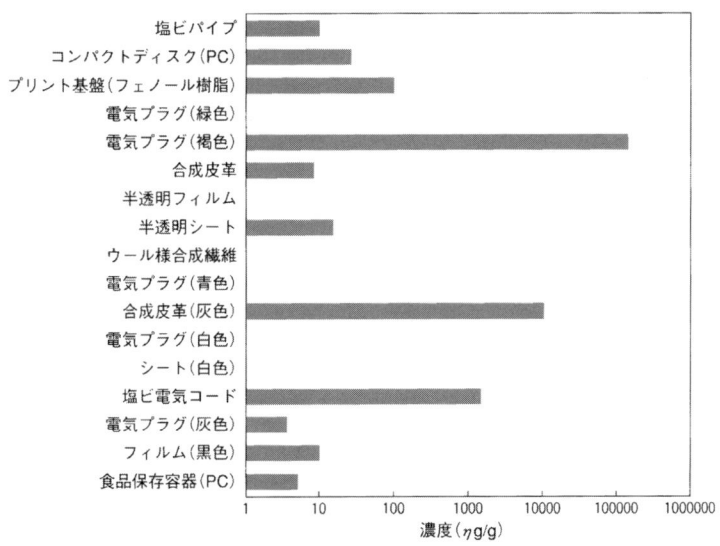

図2.1.3 ポリスチレンの構造式

出所）T.Yamamoto & A.Yasuhara, *Chemosphere*, Vol.38, 2569-2576(1999)
　　 PCはポリカーボネートのこと

図2.1.2 プラスチック製品からのビスフェノールA溶出

表2.1.5 スチレン類の特徴と用途

特　徴
1) 薄くても強度がある
2) 発泡スチロールは保温性がよく軽く・安価である

用　途
1) 食品関係
持ち帰り弁当容器
使い捨てコップ
カップめん容器

表2.1.6 カップめん容器から溶出したスチレンの量
（単位：ppb[μg/l]）

種　類	水中スチレン濃度
A	5
B	7
C	14
D	6
E	3
F	13
G	9
H	21
I	33
J	3
K	1
L	11

注） 1) 実験機関：横浜国立大学環境科学研究センター（花井義道）
　　 2) 実験方法：沸騰した湯200mlを加えアルミはくでふたをし，5分後検査した。

出所）日本子孫基金：食品と暮しの安全，106号

3 ごみ焼却によってできるダイオキシン類

ダイオキシン類は，1960年代ベトナム戦争のとき，枯葉作戦として使われた枯葉剤のなかに含まれていて，散布後に多くの人に生体被害―催奇形性・肝臓障害・免疫細胞の萎縮―を起こした。

また，ベトナム戦争終了後に帰還したアメリカ兵士にがんが多発した。このような事例から，ダイオキシン類の人体への影響について，検討されるようになった。その結果，WHOでは発がん性物質とし，また環境ホルモン作用がある，毒性の強い物質にいれている。

日本では，1983年にごみ焼却場からダイオキシンが検出され，その後あいついでごみ焼却場や，東京湾の魚など，さらには人間の母乳からも検出されるようになり，ダイオキシン類に対する関心が高まり，新聞・テレビなどで連日のように報道されるようになった。

ダイオキシン類の発生や毒性，人体への影響および発生抑制について解説する。

3.1 ダイオキシン類

ダイオキシン類は塩素を含んだ有機塩素系化合物で，その構造から大きく三つに分けることができる(図2.1.4)。

ダイオキシン類には，ポリ塩化ジベンゾ-p(パラ)-ジオキシン(PCDD：75種類)，ポリ塩化ジベンゾフラン（PCDF：135種類）およびコプラナ-PCB（Co-PCB：13種類）がある。このなかで最も毒性の強いものは2,3,7,8-四塩化ジベンゾ-p(パラ)-ジオキシン（2,3,7,8-TCDD）である。そこで，ダイオキシン類の毒性の強さをこの値に換算（毒性等価量：TEQ）して示す。

ダイオキシン類は，表2.1.7に示すような性質をもっている。

3.2 ダイオキシン類の生成機構

ダイオキシン類の生成（発生）は表2.1.8に示すように，おもに四つの発生のしかたがある。日本のダイオキシン類の発生は表2.1.8③が最も多い。1997年のデータ（表2.1.9）によれば，ダイオキシン類の発生量の90％以上が廃棄物の焼却によるものである。この理由として，日本ではごみ処理の方法として「燃えるごみ―可燃物―」の80％（全国平均）を焼却しているからである。その結果，焼却時の温度（炉の保護のため350℃くらいの設定）と，ごみのなかに混入している塩素を含んだ物質との反応によってダイオキシン類ができる。

最近（1998年以降）の新しい焼却炉では，ダイオキシン類が発生しない800℃以上の焼却温度を一定に保つように，また発生したダイオキシン類が外に排出しないような装置を取り付けるなどの設備がなされているものが多い。

1 環境ホルモン

構造

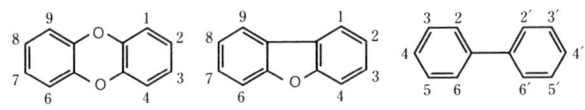

PCDD
(PCDDs：75種)

PCDF
(PCDFs：135種)

Co-PCB
(Co-PCBs：13種)

もっとも毒性強い

2,3,7,8-TCDD

PCDD：ポリ塩化ジベンゾ-p-ジオキシン
PCDF：ポリ塩化ジベンゾフラン
Co-PCB：コプラナーPCB
2,3,7,8-TCDD：
　　2,3,7,8-四塩化ジベンゾ-p-ジオキシン

図2.1.4　ダイオキシン類の構造式

表2.1.7　ダイオキシン類の性質

常温で白色結晶
ほとんど水に溶けない
融点196.5～485℃
750℃以上にならないと分解しない
微生物でも分解されない
光で分解される
脂肪によく溶ける

表2.1.8　ダイオキシン類の生成機構

① 塩化フェノールとそれを原料とする殺菌剤，枯葉剤の副生物として生成

　塩化フェノール —(2分子が結合)→ ダイオキシン

② PCB製造時に副生物として生成

　PCB —(脱Cl_2，脱H_2あるいは脱HCl)→ ポリ塩化ジベンゾフラン

③ 塩素を含む物質の燃焼による生成

　各種の物質 —(燃焼)→ 塩化ベンゼン
　　塩化フェノール → ダイオキシン
　　塩化ジフェニルエーテル → ポリ塩化ジベンゾフラン
　　PCB → ポリ塩化ジベンゾフラン

④ 塩素殺菌や塩素漂白による生成

　ジベンゾ-p-ジオキシン，ジベンゾフラン —(塩素置換)→ ダイオキシン　ポリ塩化ジベンゾフラン

表2.1.9　国内発生源別ダイオキシン類発生量(g/年)

(1997年)

発　生　源	ダイオキシン類排出量
〈焼却工程〉	
廃棄物焼却	4,847.2～5,007.2
金属精錬	250
たばこの煙	16
その他	23.07
〈焼却工程〉	0.78
〈農薬製造〉	0.06
合　　計	5,140～5,300

環境庁中央環境審議会大気部会専門委員会資料より作成。

表2.1.10　環境ホルモン作用のメカニズム

作　用　メ　カ　ニ　ズ　ム		疑わしい化学物質
ホルモン受容体（レセプター）と結合してホルモン作用に影響を与えるもの	女性ホルモンと類似の作用をするもの	ノニルフェノール，ビスフェノールA，DDT
	男性ホルモンの作用を阻害するもの	DDE（DDTの代謝物）ビンクロゾリン
ホルモン受容体（レセプター）に結合せずに間接的にホルモン作用に影響を与えるもの	男性ホルモンから女性ホルモンを合成する酵素を阻害して，女性ホルモンを減少させるもの	トリブチルスズ
	有害物質などを代謝する働きをもつ酵素を誘導して，女性ホルモンを減少させるもの	ダイオキシン，PCB

3.3 ダイオキシン類の毒性

◆環境ホルモン作用

環境ホルモンは正しくは，「外因性内分泌かく乱化学物質」といわれ，環境外にでた化学物質が生体内に取り込まれたとき，あたかもホルモンと同じように働き，本来，生体内で営まれる正常なホルモン作用に影響を与える外因性の物質である。現在，ダイオキシン類をはじめ67種類の化学物質があげられている。その作用のメカニズムは表 2.1.10 に示すように大きく二つに分けられる。ダイオキシン類はホルモン受容体（レセプター）に結合せずに間接的にホルモン作用に影響を与え，その結果，精子数の減少，子宮内膜症，神経障害などを引き起こす。

◆毒　性

毒性については急性毒性，発がん性などが指摘されている（表 2.1.11）。各国におけるダイオキシン類の耐容一日摂取量について，表 2.1.12 に示した。

なお，一日の摂取量の基準値を10としている国が多い。日本は1999年に10から4に引き下げた。アメリカの値が低いのは，発がん性物質としての評価法の実質安全量を示しているからである。

環境ホルモンは微量で影響を与えるものが多い。微量物質を測る単位を表 2.1.13 に示した。

3.4 人体への影響

ダイオキシン類が体に入ってくる経路は，大気，水・土壌，食べ物などであり（表 2.1.14），そのなかで食べ物からは90％以上を摂取することになる。

つぎに一日摂取量をドイツ，カナダ，イギリスと比較したものを図 2.1.5 に示した。一日摂取量（ρgTEQ）は，日本人が一番多くなっている。その摂取する食材の種類は食生活に関係が深く，日本人は魚介類（60％），ドイツ，カナダ，イギリスは，乳製品・肉・卵類（40％）である。

日本人の摂取量の多い魚類（沿岸魚・市販魚）のダイオキシン類濃度（表 2.1.15）をみると，沿岸魚のサッパ，コノシロ，マコガレイなどに多く含まれ，市販魚では養殖のハマチに多く含まれている。

ダイオキシン類のなかのCo-PCB（コプラナ-PCB）の割合が沿岸魚に多く含まれているのは，この物質は水溶性が高く，生体濃縮が大きく，生物体内に取り込まれやすいからである。また，ダイオキシン類が沿岸魚に多く含まれている理由としては，ごみなどを焼却する過程で生成したダイオキシン類が大気や河川を経由して，発生源近くの沿岸に流れ込み海を汚染するためである。

3.5 母乳中のダイオキシン類

母乳中のダイオキシン類濃度が国際的にも問題となっている。つぎに，各

ホルモン　動物の体内でつくられ微量で作用する体内の「情報伝達物質」である。

一般的には，脳下垂体や精巣などの内分泌器官でつくられ分泌されて，血管などによって体内の各器官に運ばれ，ホルモン受容体（レセプター）に結合して情報を伝え，その器官の働きを適正に調節する。神経系や免疫系とともに，わたしたちの健康を維持するうえで重要な役割を果たしている。

代表的なホルモンとして，成長ホルモン，甲状腺ホルモン，インスリン，女性ホルモン，男性ホルモンなどがある。

ホルモン受容体（レセプター）　それぞれのホルモンと高い特異性をもつ部分が細胞の膜あるいは細胞質内に存在している。この部分のことをいう。この部分とホルモンが結合することによりホルモンの働きがはじまる。

1 環境ホルモン

表2.1.11 ダイオキシンの毒性

急性毒性	数週間で死亡にいたる
催奇形性	ベトナム戦争の枯葉剤で多発 シャム双生児＊：四肢の異常，口蓋裂，無脳症など
生殖毒性	子宮内膜症，流産，死産，精子数減少，性行動異常など
免疫毒性	インフルエンザ，伝染病など，病気一般にかかりやすくなる
発がん性	ほとんどの動物で起きる。人間についても化学工場の従業者，セベソやベトナムの被ばく者，カネミと台湾の油症で認められる。

＊シャム双生児とはベトちゃん，ドクちゃんのような子どものこと。

表2.1.12 各国におけるダイオキシン類の安全な一日摂取量の基準値

(ρg)

国名または機関名	基準値（1日体重1kg当たり）
日　本＊	4
カナダ＊	10
WHO欧州地域事務局＊	1〜4
オランダ＊	10（首相承認値は1）
スウェーデン＊	5
ドイツ＊	10（目標値1）
イギリス＊	10
イタリア＊	1
米国環境保護庁＊＊	0.01
米カリフォルニア州＊＊	0.007
米国食品医薬品庁＊＊	0.06

＊耐容一日摂取量（TDI：Tolerable Daily Intake）一生涯摂取しても，なんら健康に悪い影響を及ぼさない安全な一日の摂取量を体重1kg当たりの一日の量で表わす。

＊＊実質安全量（発がん性物質として，閾値なしの立場で設定した値）発がん性物質として評価して設定した値のことである。発がん性物質の場合，アメリカでは100万人に一人にがんが発生するかどうかが数値を決める際の基準となっており，非常に低い値が設定されている。

表2.1.13 微量物質を測る単位

重　　さ	
mg（ミリグラム）	1000分の1g（10^{-3}g）
μg（マイクログラム）	100万分の1g（10^{-6}g）
ηg（ナノグラム）	10億分の1g（10^{-9}g）
ρg（ピコグラム）	1兆分の1g（10^{-12}g）

濃　　度	
ppm（ピーピーエム）	1g当たり100万分の1（μg/g）
ppb（ピーピービー）	1g当たり10億分の1（ηg/g）
ppt（ピーピーティー）	1g当たり1兆分の1（ρg/g）
ppq（ピーピーキュー）	1g当たり1000兆分の1（fg/g）

＊1 ρgは「満水の50mプールに目薬1〜2滴」とたとえられる。

ρg　1ηg　1μg　1mg　1g
(10^{-12}g) (10^{-9}g) (10^{-6}g) (10^{-3}g)

表2.1.14 ダイオキシン類の推定摂取量

食　　物	0.26〜3.26 ρg-TEQ＊/kg体重/日
呼　　吸	0.18 ρg-TEQ/kg体重/日
飲み水	0.001 ρg-TEQ/kg体重/日
土（手経由）	0.084 ρg-TEQ/kg体重/日
体重50 kg	約26〜177 ρg-TEQ/日

＊TEQ：毒性等価量　　（環境庁資料による）

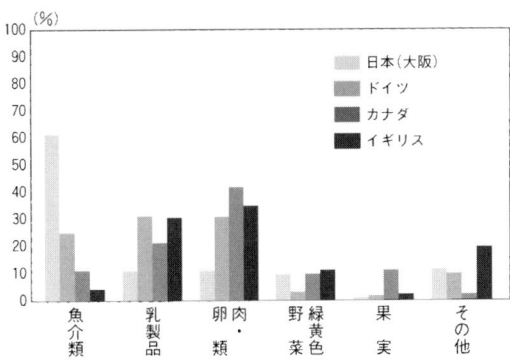

一日摂取量 ρgTEQ/日：日本 175.0，ドイツ 130.0，カナダ 140.0，イギリス 125.0

出所）宮田秀明：ダイオキシン汚染，合同出版（1998）のデータより作成。

図2.1.5 食物経由のPCDD＋PCDF（ダイオキシン）の一日摂取量の割合とその構成比

国の母乳中のダイオキシン類の濃度を表2.1.16に示した。日本（大阪）は諸外国に比べてその濃度が高いことがわかる。

すなわち，母乳から排出されたダイオキシン類の乳児への影響（移行と濃縮度）は，つぎのように考えられる。

体内に入ったダイオキシン類は主に体脂肪組織に蓄積され，血液中の脂肪に分配されながら体内を移動する。母乳は乳腺細胞の働きによって血液から作られ，そのなかには血液中の脂肪・タンパク質・糖質・ミネラル・ビタミンなどの栄養素や免疫抗体が濃縮されており，とくに，脂肪は約10倍に濃縮されている。このような経路から，乳児は母乳中のダイオキシン類濃度の10倍以上濃縮されたものを飲むことになり，体重の少ない乳児への影響は大きいということになる。

3.6 ダイオキシン類の摂取・蓄積を少なくするための対策

この対策として，つぎのようなことが考えられる。

① ダイオキシン類に汚染されていない水・食品を摂取し，体内に取り込まないようにすること。

② 体内に取り込んだダイオキシン類を蓄積させないように早く体外に排出させること。

この方法として，食物繊維などにより吸着させ排出させることが考えられる。これは，ダイオキシン類の腸肝循環作用を利用するものである。すなわち，体内に取り込まれて蓄積されているダイオキシン類は，肝臓から腸へ排出され，小腸から吸収されるという腸肝循環（図2.1.7）を繰り返している。このとき食物繊維を摂取すれば小腸内で吸収して大便とともに排出することができる。食物繊維を多く含む食品（73ページ参照）や葉緑素を多く含む食品に効果がある。

③ 好き嫌いをなくし食物をバランスよくとる。

④ 適切な運動をして汗として排出させる。

3.7 ダイオキシン類は自分のところにかえってくる

日本でのダイオキシン類は，その90％以上が塩ビ製品（図2.1.6）を含んだものを焼却することによって発生している。ここで発生したものは，大気，水，土壌（野菜・コメ）をとおして，わたしたちのところへかえってくることになる（図2.1.8）。したがって，ダイオキシン類を発生させないためにも，ごみを出さないこと，そして出したごみはきちんと分別をすることが必要となってくる。まず，身近なところからできることを，一人ひとりがはじめることが大切である。

表2.1.15 沿岸魚,市販魚のダイオキシン類濃度

(pgTEQ/g湿重量)

	魚 種	PCDD + PCDF	Co-PCB	合 計	割合(%)*
沿岸魚	サッパ	1.41	11.73	13.14	89.3
	コノシロ	0.85	6.97	7.82	89.1
	イシモチ	0.63	10.68	11.31	94.4
	マコガレイ	0.72	0.72	1.44	50.0
	マハゼ	0.74	0.35	1.09	32.1
	平 均	0.87	6.09	6.96	87.5
市販魚	天然マダイ	0.26	0.05	0.31	16.1
	養殖マダイ	0.42	0.28	0.70	40.0
	天然ハマチ	0.37	0.08	0.45	17.8
	養殖ハマチ	0.86	0.44	1.30	33.8
	ウナギ	0.10	0.01	0.11	9.1
	マイワシ	0.47	0.03	0.50	6.0
	キハダマグロ	0.01	0.00	0.01	0.0
	イサキ	0.20	0.01	0.21	4.8
	平 均	0.34	0.11	0.45	24.4

*総ダイオキシン類濃度に占めるCo-PCBの割合　　出所)図2.1.5と同じ。

表2.1.16 1989〜90年における各国の母乳中の
PCDD + PCDFの濃度

(pgTEQ/g脂肪)

国 名	濃 度	国 名	濃 度
日本(大阪)*	51	ノルウェー	15〜19
日本(福岡)	24	アメリカ	15〜17
オランダ	37〜40	フィンランド	16〜18
ベルギー	34〜39	パキスタン	13
ドイツ	28〜32	ユーゴスラビア	12
イギリス	17〜29	南アフリカ	11
南ベトナム	7〜32	ハンガリー	9〜11
スウェーデン	20〜23	北ベトナム	8
カナダ	16〜23	タ イ	6
ポーランド	21	インド	3
デンマーク	19		

*1978〜84年　　出所)図2.1.5と同じ。

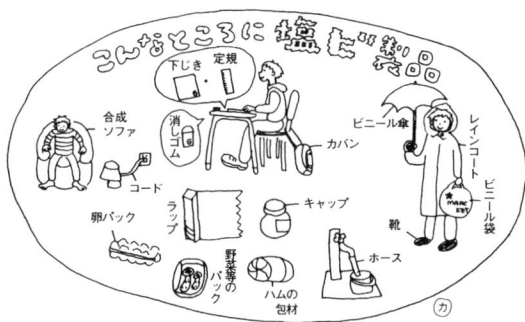

図2.1.6 塩ビ系製品の種類

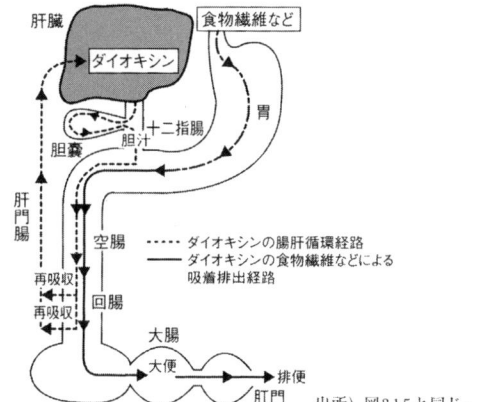

図2.1.7 ダイオキシン類の腸肝循環と
食物繊維などによる吸着排出

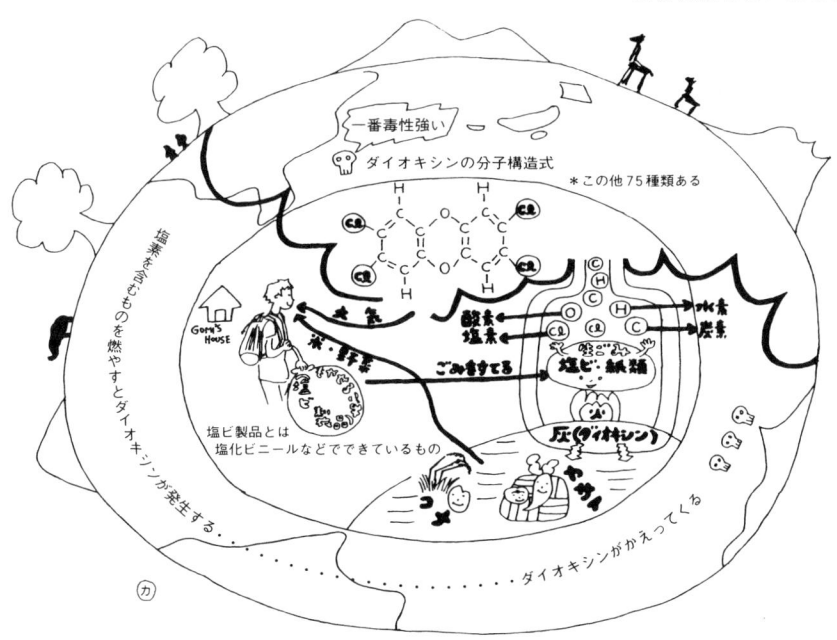

図2.1.8 ダイオキシン類はかえってくる

4 古くて，新しい環境ホルモンのDDTとPCB

DDTやPCBは30年前に製造・使用禁止となった化学物質であるが，「環境ホルモン」というキーワードで改めて注目されている。これらは一般に有機塩素系化合物と呼ばれ，生体内で分解しにくく脂肪組織に蓄積されやすく，生体に対する影響としては，皮膚障害や内臓障害を引き起こす。

30年前に製造・使用禁止となったが，現在もなお土壌中・海洋・河川のヘドロ，さらにはクジラや海鳥などから検出されている。

先進国では1980年代までに使用が禁止されているが，開発途上国では，いまでもマラリア対策のための蚊の防除剤や農薬として使用されている。

つぎに，DDTとPCBの毒性と汚染について解説する。

4.1 DDT：夢の化学物質

DDT（ジクロロジフェニルトリクロロエタン：図2.1.9）は，1939年にスイスのミュラーによって殺虫効果作用があることが発見された有機塩素化合物である。このDDTは，ノミ・シラミの撲滅に大いに威力を発揮し，DDTの殺虫剤としての効果が大であることを証明した。その結果，昆虫が媒介するマラリアなどの伝染病は激減した。その功績でミュラーは1948年ノーベル賞を受賞した。

DDTの殺虫作用はフグ毒などと同じ神経毒である。その毒性はかなり選択性が高く，一般的にいってほ乳類などに対しては弱く，冷血動物に強い毒性を示す。化学的には安定で，また細菌などの微生物に分解されにくく，水に溶けないという性質をもっており，当時は"夢の化学物質"として称賛された。

日本でもDDTは農薬の殺虫剤として広く使われた。また戦後，女性の頭のシラミを駆除するために使用され，直接にDDTを頭にかけられたという経験をもつ60歳以上の女性も多い。このようなことは，現在ではとうてい考えられないことである。それは当時，DDTの人に対する毒性について，明らかになっていなかったからである。

4.2 DDTの化学毒性：環境ホルモン作用

近年になって，殺虫剤などとして使用されたDDTが食物連鎖によって生物濃縮され，人間の脂肪組織に蓄積され残留毒性および発がん性の危険があること，さらには，環境ホルモン作用がある物質であるという指摘がなされてきた。

1962年，生物学者のレイチェル・カーソンが『沈黙の春』(Silent Spring)を出版し，DDTをはじめとする農薬の害を告発した。これを契機に，DDTの毒性に関する研究が進み，また，環境保護運動が活発化してきた。と同時

食物連鎖 生態系のなかの各生物は，食う，食われる（捕食・被食）の関係にあり，その関係は一連のつながりをもっている。たとえば，人間は魚を食べる，その魚は小魚をエサとしており，小魚は動物プランクトンを，さらに動物プランクトンは植物プランクトンをエサとしている。

生物濃縮 食物連鎖の過程で有害物質は取り込まれ，蓄積していく。その有害物質の濃度はつぎつぎに高まっていき濃縮されていく。有害物質は脂質（あぶら）に溶けやすいものが多く，脂質に多く蓄積する。たとえば，食物連鎖の過程で，動物の脂肪組織に濃縮されたPCB量は，通常の2500万倍にもなるといわれている。

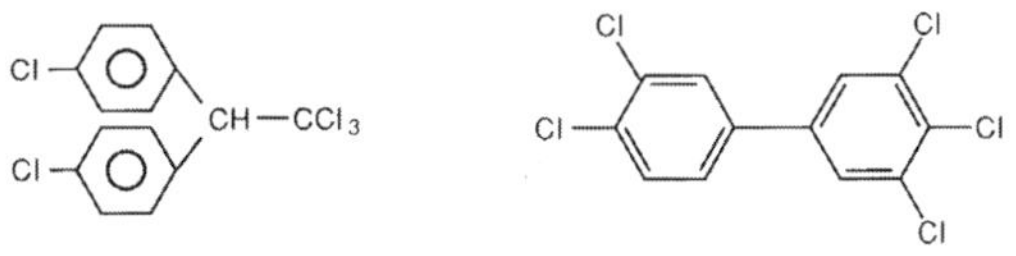

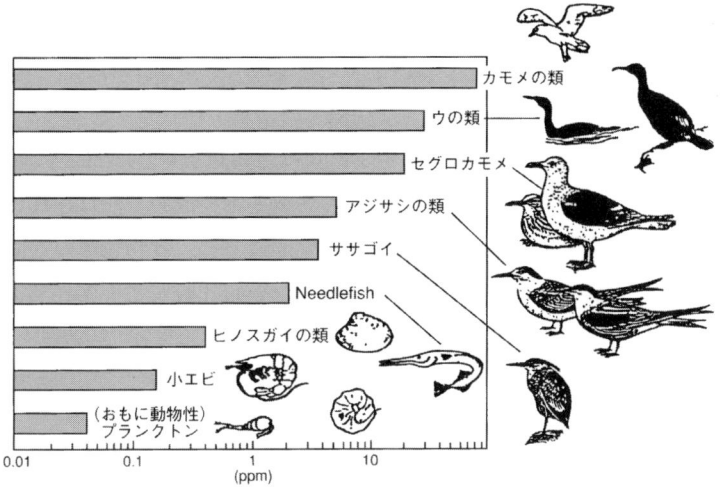

DDT(Dichiorodiphhenyltrichloroethane)　　PCB(Polychlorobiphenyl)

図2.1.9　DDTとPCBの構造式

出所）栗原紀夫：豊かさと環境，化学同人

図2.1.10　DDT残留濃度(Log-scale)・生物濃縮の典型例

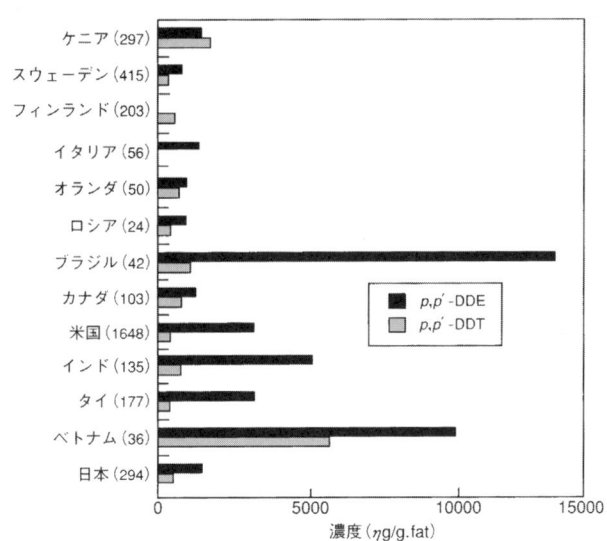

注）p,p'-DDEは　p,p'-DDTの分解物　カッコ内は検体数。
出所）森田昌敏他：環境化学，Vol. 3, 797～833(1933)

図2.1.11　母乳中のp,p'-DDTとp,p'-DDE

に，野生動物（ハヤブサ・ワシ・ペリカン）の体脂肪から高濃度のDDTが発見された。また，がんや腫瘍，生殖異常などが数多く報道され，人間の母乳からDDTが検出されたことなど，つぎつぎにDDTの汚染について報告が出された。

こうした毒性や環境汚染の実態が明らかにされ，日本では1969年から生産が中止となり，71年から法律で使用が禁止となったが，世界の先進国では，日本より早く中止した国も多い。しかし，安価であることから，開発途上国ではいまでも農薬として使用されている。

先進国での製造・使用中止になった現在でも，DDTが母乳などに残留しており「環境ホルモン」というキーワードで改めて注目されている。

DDT残留濃度は図2.1.10に示すように，食物連鎖の上位のものほど汚染度が高くなっており，プランクトンから比較しても2000倍もの濃縮があり，もとの水中濃度からでは実に100万倍以上となっていることがわかる。

4.3 母乳中のDDT濃度

母乳中のDDT濃度を図2.1.11に示した。

DDTは30年前に製造・使用が禁止されているにもかかわらず，ブラジルやベトナムでは，1万ηg（脂肪1g中）前後と高い値となっている。

4.4 PCB：燃えない油

PCB（ポリクロロビフェニル：図2.1.9）は，無色で粘性のある液体であり，通常不燃性で，かつ高温（1000℃程度まで）でも分解せず，非常に化学的・生物的に安定で，種々の有機溶媒に溶ける。このような優れた性質をもっているため，トランスなどの絶縁油・可塑剤・熱媒体・ノーカーボン複写紙・印刷インキなどさまざまな方面で使われた。その結果，自然界に放出されたPCBが食物連鎖によって魚介類や家畜に濃縮され，さらに人体のなかに取り込まれることになる。生体内では脂肪に蓄積される。

PCBのもっとも毒性の強いものがコプラナ-PCBであり，燃やすとダイオキシンが発生することから，ダイオキシン類に入れている。

1974年にPCBの新たな製造・使用が禁止され，厳重な保管が義務づけられたが，今でも保管量を上回る量のPCBが電気機器の絶縁油として使用されている。PCB汚染物の量は最終的に50万tとも100万tともいわれている。しかも長期間の保管により容器などの老化が起こり，土壌・地下水などへの漏洩や大気への拡散などにより，日本近海の魚介類から検出されている（図2.1.12）。

4.5 PCBによる環境汚染事例：カネミ油症事件

1968年に，北九州のカネミ倉庫株式会社で，ライスオイルの脱臭行程で，熱媒体として使用していたPCBが，パイプに穴が開いたためもれ，ライスオ

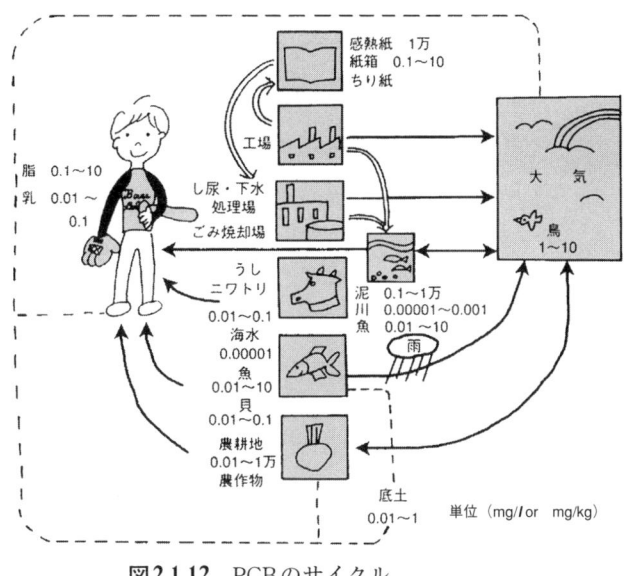

図2.1.12 PCBのサイクル

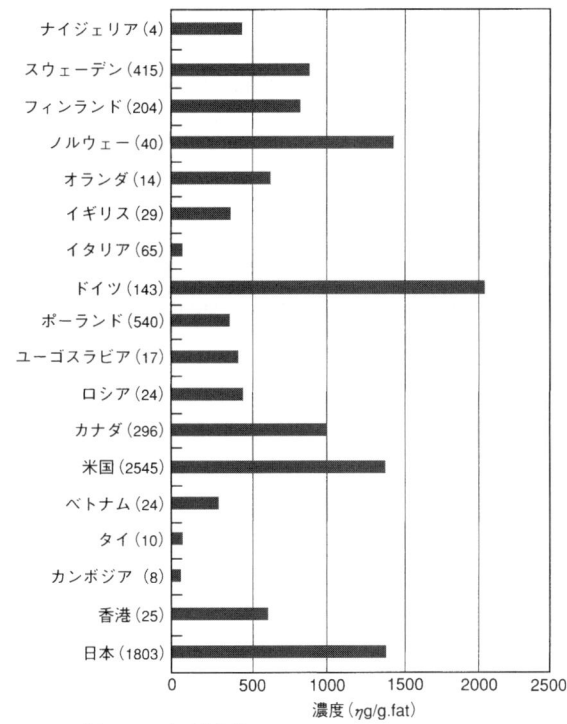

注) カッコ内は検体数
出所) 森田昌敏他：環境化学, Vol. 3, 797〜833 (1993)

図2.1.13 母乳中のPCB

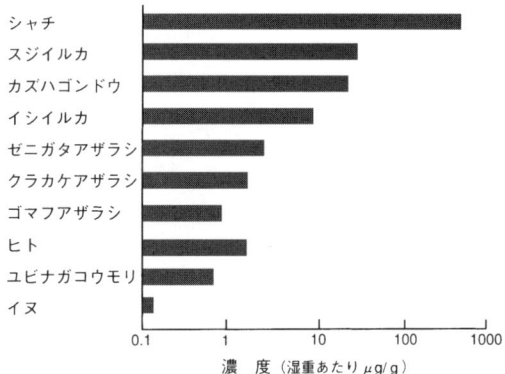

出所) 田辺信介：廃棄物学会誌, Vol.9, 202〜210 (1998)

図2.1.14 日本の陸上および周辺海洋に棲息するほ乳類のPCB汚染

> **クロルアクネ(塩素痤瘡)** 有機塩素化合物によって生ずる吹き出物のことで,毛穴が黒くなり,皮膚全体も黒ずんでくる。毛穴は炎症を起こし,膿をもって大小のできものができ,ニキビのひどくなった状態に似ている。顔だけではなく全身に現われて,何年も消えないことがある。

イルに混入した。その油を食用した人に肝臓障害,クロルアクネ,爪や皮膚の黒変,全身の脱力感などの中毒症状がでた事件である。

原因物質は当初はPCBとされていたが,長年の研究成果によりダイオキシン類(ポリ塩化ジベンゾフラン:PCDFとコプラナ-PCB)と判明した。患者は今もなお後遺症に苦しんでいる。

4.6 PCB汚染

◆ 母乳中のPCB濃度

母乳中のPCB濃度を図 2.1.13 に示した。PCBは1974年に新たに製造・使用が禁止されているにもかかわらず,1993年時点の調査では,ドイツ,ノルウェー,日本,アメリカなどの先進国で1000 ng(脂肪1g中)以上と高い値となっている。このことは,これらの国々ではPCBを過去に多く使用した結果,難分解性のPCBが環境中に残留しており,現在でもその影響を受けているということになる。

◆ ほ乳類・魚類・貝類の PCB 汚染

ほ乳類(日本の陸上および周辺海洋に棲息)のPCB汚染を図 2.1.14 に示した。シャチ,イルカ,アザラシなどの海洋棲息ほ乳類への汚染が激しいことがわかる。これは,海洋汚染との関係が深い。

環境庁が実施している生物モニタリング調査(指標生物を用いて,化学物質がどのように生物に取り込まれているのか,どのように濃縮されているのかについて,経年的な変化を調査することにより,汚染の程度をチェックする方法)の結果を魚類について図 2.1.15 に,貝類については図 2.1.16 に示した。

また,魚類については検出率は1979年が高く,その後は減少し1987年に再度ピークを示しているが,近年は横ばいの状況で減少の傾向はみられない。

貝類についてもほぼ同様の傾向がみられる。

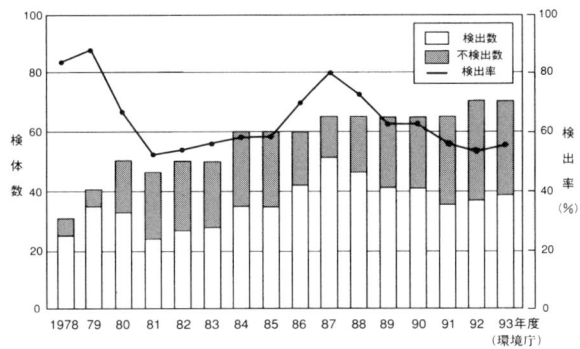

図2.1.15 PCBの生物モニタリング結果(魚類)

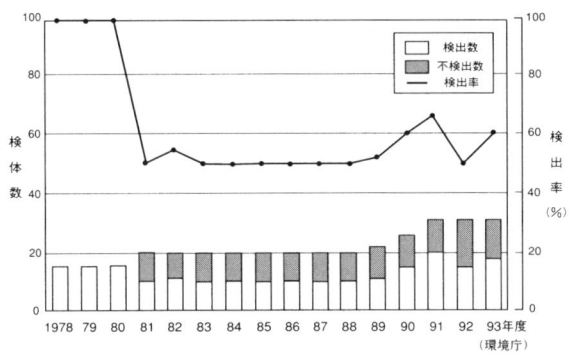

図2.1.16 PCBの生物モニタリング結果(貝類)

活動的な73歳のシーア・コルボン博士

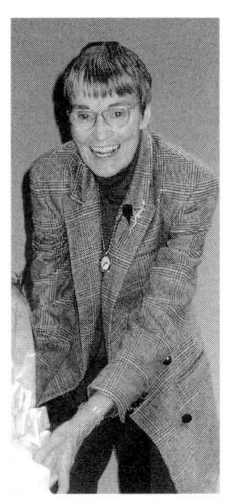

　シーア・コルボン(Theo　Colborn)博士　(2000年現在)
　1927年　ニュージャージ州で生まれる
　1947年　Rutgers大学薬学部卒　卒業後,薬局を経営
　1970年代　コロラド州で農業を経営
　　　　　自然保護運動を始め,水質調査などを行う
　1981年　Western State College of Colorado 修士号取得(淡水生態学)
　1985年　University of Wisconsin - Madison博士号取得(動物学)(58歳)
　1985〜87年　全米議会技術評価事務所科学研究員
　1988〜93年　WWF上席研究員
　1991年　The National Water Alliance Award 受賞
　1996年　奪われし未来(*Our Stolen Future*)出版
　1997年　UNEP(United Nations Environment Program),
　　　　　Woman Leadership in the Environmental Award 受賞
　1999年　Norwegian International "Rachel Carson Prize" 受賞
　2000年　㈶旭硝子財団「ブループラネット賞」受賞

　"子どもの頃,自然のなかで遊ぶのが大好きでした。とくに春におばあさんと一緒にライラックの花の香りをかぐのがとても好きでした。
　このような子どもの頃の体験が今の環境問題を研究するのにとても役に立っています。
　今後環境ホルモンについては予防原則が大切です。とにかく環境ホルモンとなるような化学物質を作らないことです。
　また,環境ホルモンを検査する方法を国際的に標準化すべきです。
　そして,これからは胎内の小宇宙の研究を進めていくべきです。"
　　Welcome to inner space
　　—2000年10月28日　講演会,2000年10月ETV 2000より—

2 化学製品の安全性

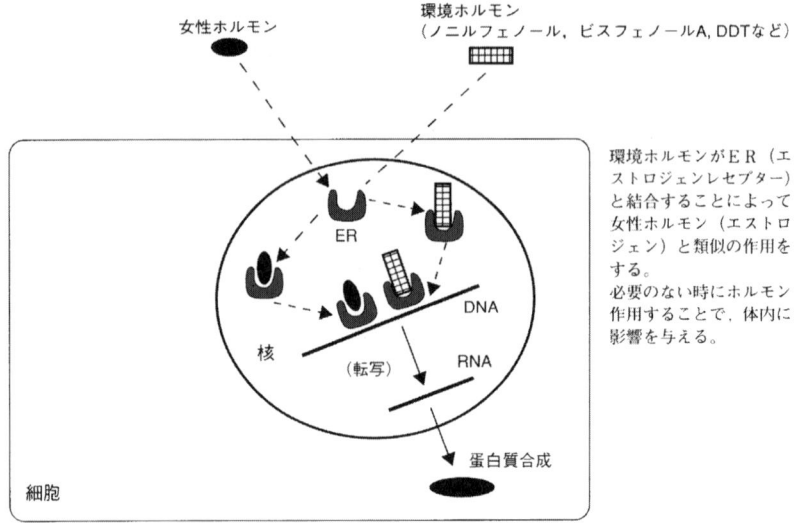

図2.1.17　女性ホルモン（エストロジェン）と類似の作用をする環境ホルモン

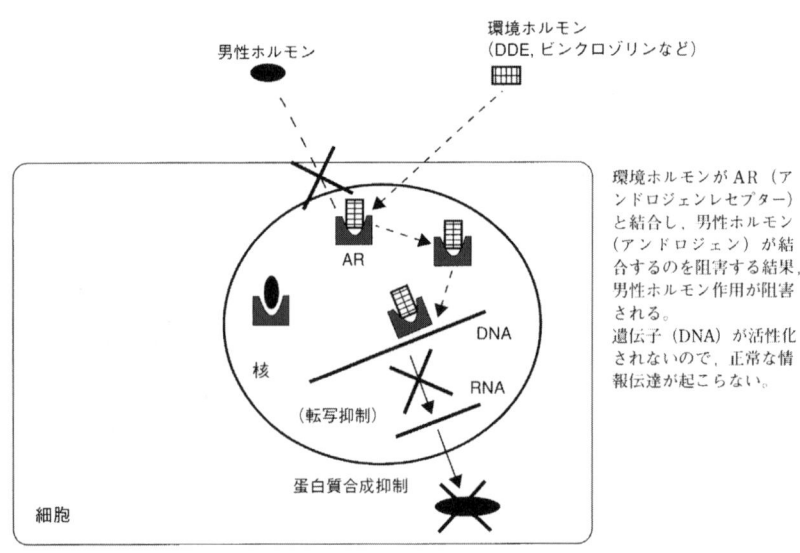

出所）環境庁：環境ホルモン戦略SPEED'98

図2.1.18　男性ホルモン（アンドロジェン）の作用を阻害する環境ホルモン

---この章のキーワード---

環境ホルモン，ペットボトル，ビスフェノールA，スチレン，ダイオキシン類，
2,3,7,8-TCDD，TEQ，TDI，DDT，PCB，ηg，ρg，シーア・コルボン

2　大気汚染と化学物質

　わたしたちは大気（空気）がなくては生きていけない。しかもその大気は汚れていないことが大切である。

　20世紀は，産業活動・流通界の発展さらには科学技術の進歩により，経済が豊かになり，そのお陰でわたしたちは便利な生活を送ってきた。しかし，化石燃料の使用によって排出される高濃度の二酸化炭素による地球温暖化，自動車の排出ガスなどによる酸性雨，光化学スモッグなど，またフロンなどの地球レベルで大気を汚染し，その結果多様な異変が生じ，人体にもその被害は及んできている。

　地球温暖化では，地球温暖化防止条約の6回目の締約国（約180カ国）会合（COP6）が2000年11月13日から約2週間，オランダのハーグで開かれた。この会合では，温暖化ガスの排出量を削減する方策などを協議した。

　1997年に制定された「京都議定書」は，2008～12年に先進国が温暖化ガスの排出量を90年に比べて5％以上削減するという目標を設定している。2005年2月にこの議定書は発行された。

　ここでは大気汚染と化学物質との関係について解説する。

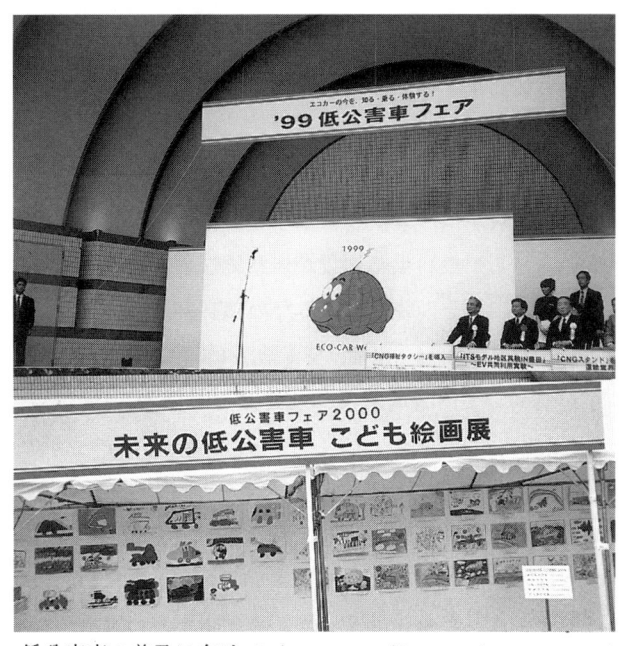

低公害車の普及に向けて（1999・2000年エコライフフェアにて）

1 地球温暖化の抑制と低公害車

1.1 地球温暖化

地球温暖化とは，化石燃料（石油，石炭など）を燃焼させた結果，地球の温度（大気温度）が上昇する現象をいい，以下のような影響が懸念される。

① 海水位上昇に伴い，人の居住空間が減少する。
② 森林伐採が温暖化の助長因子であるが，緑豊な離島などの水没によりさらに二酸化炭素の消費が低下する。
③ 農業への影響が甚大で，食物の量が不足する。
④ 温室効果は地球の乾燥化に繋がるので生物（人も含む）が生息できるか。
⑤ 大気の状態も影響を受けるので不順な天候，水の循環にも影響がある。

などのような影響は将来の人類存続にかかわる内容といえる（図 2.2.1）。

そこで，化石燃料の燃焼を防止し森林伐採の停止はすぐにでも実行しなくてはならない。しかし，アマゾンを中心に開発途上国の土地開発はとどまることはない。また，原子力発電は危険が多く，風力発電は立地条件に制限がありどうしても火力発電に頼らざるをえない。

せめて自動車だけでも何とか対策がないかと考えても，これだけ便利な交通網をもつと乗らないというわけにはいかない。そこで，いま注目を浴びているのが低公害車である。

1.2 低公害車

低公害車とは，大気汚染物質である窒素酸化物，浮遊粒子状物質などをまったく出さないか，あるいはその排出量が少ない自動車をいう。その種類と特徴を表 2.2.1 に示した。

低公害車は，ガソリン車などの市販車に比べて価格が高く，走行距離も短い。さらに燃料供給施設が未整備など課題が多く，その普及が進んでいない。

そこで，その普及を図るために1996年「七都県市公害車指定制度」をつくり，七都県市（東京都，埼玉県，千葉県，神奈川県，横浜市，川崎市，千葉市）が共同して，広域的な普及を図っている。1997年度の都内の普及台数を表 2.2.2 に示した。

◆ハイブリッドカー

低速および高速走行時，都市部（市街地）と郊外において電気モーターとガソリン駆動の切り替えをコンピュータが自動的に行ってくれるハイブリッドカーは，二酸化炭素や窒素酸化物などの排出が抑制され環境にやさしい自動車といえる。最初にハイブリッドカー「プリウス」を開発したT社は1997年にこのアイディアでエコマーク（図 2.2.2）を取得しカーオブザイヤーなどかずかずの栄誉に輝いている。この分野は後発の自動車企業がこぞって参入

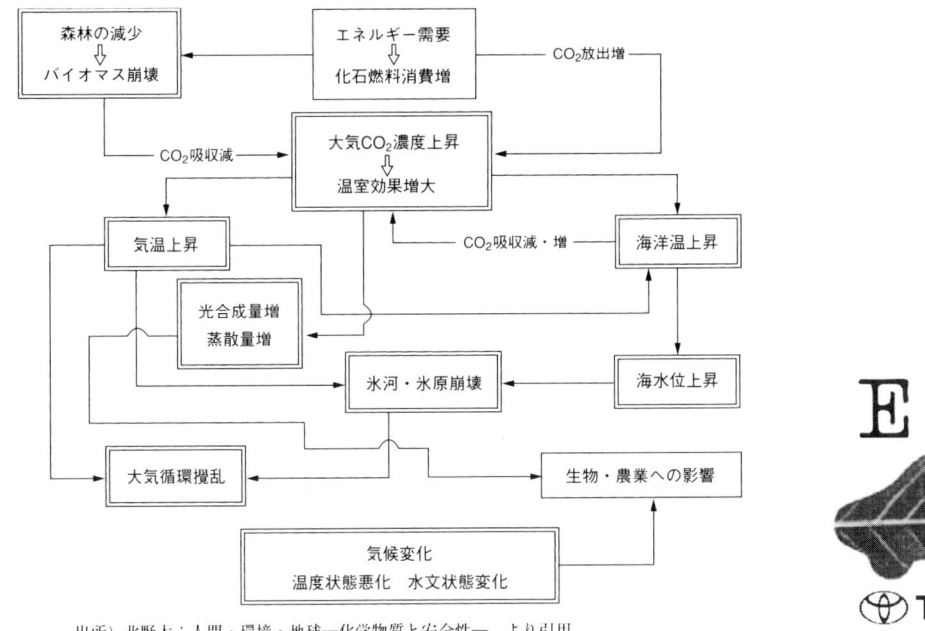

2 大気汚染と化学物質

図2.2.1 二酸化炭素濃度の上昇による環境変化の経路

出所）北野大：人間・環境・地球―化学物質と安全性―，より引用

図2.2.2 エコマーク

表2.2.1 主な低公害車の種類と特徴

低公害車の種類	動　力	環境保全上の利点等	課　題
電気自動車	バッテリーに充電された電気を動力源としてモーターで走行する	・騒音が少ない ・排ガスが全く出ない	・一充電走行距離が短く，加速性能等もガソリン車に比べて劣る ・車両価格が高い（3～10倍） ・バッテリーの保守と交換が必要 （2年に1回，軽自動車で約55万円） ・車両重量の増加（400kg～1t） ・急速充電設備は，現在都内に15か所
新型電気自動車	〃	ニッケル・水素電池等の新型電池や新型モーター等を搭載した電気自動車では，上記の課題が大幅に改善された。充電は家庭充電優先の考え方が主流となりつつある	
天然ガス (CNG) 自動車	圧縮天然ガスを燃料とするエンジンを用いる	・NOx排出量が少なく（ディーゼル車の1/3以下），PM・黒煙の排出がない。CO_2の排出も少ない ・資源として，地域的偏りが少なく産出される	・ガス容器による重量増（大型バスで約1t） ・急速充填スタンドが必要（一般用急速充填スタンドは，現在都内に3か所） ・大型バスでは低床化が課題 ・清掃車等では走行距離の延長が必要
メタノール自動車	メタノールを燃料とするエンジンを用いる	・NOx排出量が少なく（ディーゼル車の1/2以下），PM・黒煙の排出がない ・天然ガスからのメタノール合成技術が実用化されている	・補助点火プラグや触媒の耐久性の向上。 ・始動時のホルムアルデヒド等の排出抑制が必要 ・l当たりの走行距離がディーゼル車の1/2程度 ・一般用メタノールスタンドは現在都内に3か所
ハイブリット 自動車 （注1） 大型バス	制動時のエネルギーを電気や圧力エネルギーに変えて保存し，発進・加速時にエンジンを補助する	・ディーゼル車に比べ，NOxが20%，黒煙・PMが70%程度減少する ・新たな燃料供給設備を整備する必要がない	・ハイブリッドシステム（電池・モーター・蓄圧器等）による重量増加（800kg～1t） ・電気式はバッテリー交換経費（約77万円/2年）が必要 ・蓄圧式はハイブリッド効率の向上が課題
LPG自動車 （ディーゼル代替）	LPG（液化石油ガス）を燃料とするエンジンを用いる	・NOx排出量が少なく（ディーゼル車の1/3以下），騒音も低い。走行性能はディーゼル車並み ・燃料供給設備が比較的整備されている（都内110か所）	・一充填当たりの走行距離がディーゼル車の1/2強 ・トラック用スタンドの整備が必要

注）1　エンジンによる出力を車軸への直接出力を発電機及びモーターを介した間接出力とに分離し，両者を最適な比率に組合わせて走行する乗用車やエンジンの出力を利用して発電機を充電し，モーターを回転させて走行するマイクロバスも販売されている。
　　2　都内のガソリンスタンド数は約2900か所である。
資料）環境保全局

してしのぎを削る技術で今後も期待できる。しかし，なんといっても二酸化炭素を削減できるだけで，この系統の開発はガソリンの利用効率をあげる車（1l当たり30km）やアルコールのみで走る車などと同じ開発テーマになる。

◆電気自動車

水素と酸素の化学反応でできる電気を利用して走る燃料電池式自動車は，もっとも環境にやさしいものとなる（図2.2.3）。なぜ，水素を利用するかというと水素と酸素を反応させて電気をつくる燃料電池の開発が現在，急速に進展している。その燃料電池は水だけを排泄して，騒音もなく自動車に応用すれば大気汚染や地球温暖化などの環境悪化防止の切り札になると考えられるからである。しかも，燃料の水素は天然ガスや水から取り出すことができ安価である点も見逃せない。

当初は電気自動車はパワー不足，速度がでない，電気の供給場所の不足，蓄電池の継続時間が短いなどの欠点があったが，水素を用いた燃料電池なら圧縮水素のボンベの保管場所しだいで，すべて解決する。しかも，ドイツB社は2000年夏のモーターショーでガソリン車なみの能力（204馬力，時速200km）の車を提示し2001年の販売開始を宣言した。しかし，水素の供給ステーションがドイツ国内で2ヵ所ということが障害になっている。圧縮水素ボンベにしても水素は可燃性をもち，爆発する危険性がある。かつて，飛行船はヘリウムガスで飛行していたが，ドイツのヒンデンブルグ号は水素ガスで飛行していたために着陸時に引火して大爆発したのは有名な話である。水素の安全性を第一に検討が進められている。

◆ソーラーカー

もっともクリーンなエネルギーである太陽エネルギーを利用して走る車をソーラーカー（図2.2.4）という。

このシステムはソーラーパネルで得られた太陽エネルギーを，自動車に搭載している蓄電池に濃縮蓄電させ，これを利用する。

1.3 今日からできる車対策

自動車からの窒素酸化物の発生が，原材料や製品の輸送，流通，販売のみならず，人の移動ひいてはライフスタイルなどあらゆる人間活動から生じるため，各人がそれぞれの役割に応じて相互に協力して排出量削減に取り組んでいくことが不可欠である。表2.2.3に"今日からできるクルマ対策"を示した。

2 大気汚染と化学物質

表2.2.2 都内における低公害車の普及状況の推移

（単位：台）

	1988	89	90	91	92	93	94	95	96	96年9月現在
電気自動車	11	20	26	101	279	350	380	368	331	334
メタノール自動車	44	48	62	78	118	145	156	154	172	180
天然ガス自動車	−	−	15	25	40	55	120	205	269	359
ハイブリッド自動車	−	−	−	1	12	28	65	93	122	122
LPG自動車	−	−	−	−	−	11	73	120	117	220
ディーゼル自動車	−	−	−	−	−	−	1,226	11,446	29,778	39,316
ガソリン自動車	−	−	−	−	−	−	−	20	34,084	74,472
合　計	55	68	103	205	449	589	2,020	12,406	64,933	115,003

注）数字は各年度末における台数。
「ディーゼル自動車」，「LPG自動車」，「ガソリン自動車」は東京都指定低公害車に指定された窒素酸化物等の排出量が大幅に少ない自動車。
資料）環境保全局

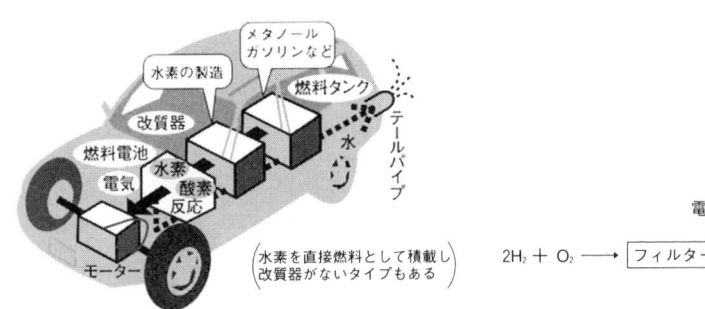

図2.2.3 燃料電池自動車の仕組みと燃料電池

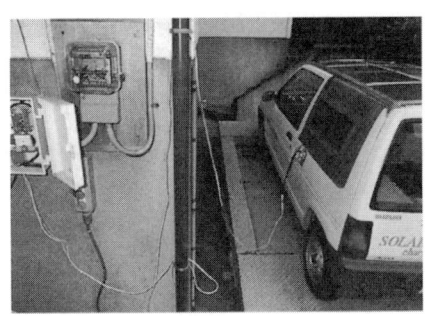

$$2H_2 + O_2 \longrightarrow \boxed{フィルター} \longrightarrow 2H_2O$$

ソーラーパネルで得られた太陽エネルギーは，この太陽電池ボックスを通して，車に搭載している蓄電池に濃縮蓄電される。東京電力のメーターとは全く別だが，両方を結びつけるパワーコンディショナーを取り付ければ，余った電力を送電線にのせ，電力会社に売ることも可能だ。電力を自給自足する時代も，やがてくるのかもしれない。

（出所）とうきょう広報，582号

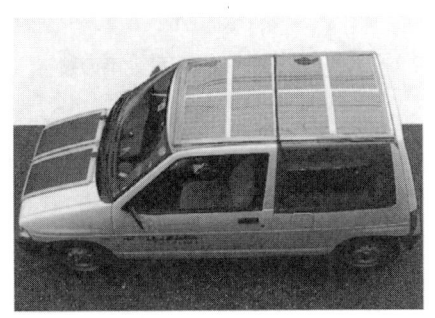

街中を走行する実用ソーラーカー。東京〜大阪を往復したこの車は，排気ガスも出さず，見事なほどの静かさで走る。もちろん，アイドリング不要，エンストもない。

最高速度 80km/h。車検取得，実用車。
一回の満杯充電での走行距離（40km/h 定速走行）＝140km。

図2.2.4 ソーラーカー

表2.2.3 今日からできるクルマ対策

1. 出かけるときは，電車，バス，自転車を利用する
    - 通勤はできるだけマイカーはやめる
    - 買い物は自転車か歩いていく
    - 駅までは自転車か歩いていく
2. クルマの一人乗りはやめる
3. 駐車中はエンジンを切る
4. 路上駐車はやめる
5. 自分のノーカーデーを決める

2 酸性雨と森林被害

酸性雨とは，化石燃料の使用などに伴い排出される硫黄化合物や窒素酸化物によって，酸性化した雨のことをいう。雨の水素イオン濃度（pH）は中性のpH 7のはずであるが，実際には大気中の二酸化炭素が溶けて安定な状態になっているpH 5.6ぐらいの弱酸性である。したがってこの値のpH 5.6を境にして，それ以下のものを酸性雨という。この言葉は1872年，イギリスの化学者ロバート・スミスによって，その著書『大気と雨＝化学的気象学の始め』のなかで使用されている。その後，酸性雨のメカニズムについてはスウェーデンの土壌科学者スバン・オーデンによって1960年代に解明された。

2.1 酸性雨のメカニズム

酸性雨のメカニズムについて図2.2.5に示した。すなわち，空を移動する雲のなかで雨の基になる水滴ができるときに，酸性の大気汚染物質（硫黄酸化物SO_x，窒素酸化物NO_x）がとけ込んでいく（レインアウト）。また，雨となって降ってくる途中で大気中に浮かんでいる酸性物質と衝突して酸性物質を取り込んでいく（ウォッシュアウト）ことが考えられており，降り始めの雨ほど酸性度が高い。酸性雨は汚染物質の発生源から数千kmも離れた地域にも降下するので，国境を越え，長い距離に影響を及ぼす大気汚染問題である。1980年代に入ると各地で爆発的に被害が広がり始めた。

2.2 酸性雨の被害

酸性雨の被害としては，雨がじかに植物や建物に当たることによる直接被害に加え，土壌が酸性化することにより有害な金属が溶けだし根を痛める森林への影響，さらに酸性雨が湖沼や河川に流入することによりそこに棲息している魚介類への影響があげられる。これらの被害はヨーロッパでひどく，多くの国では，半分以上の森林が被害を受け，スウェーデンやノルウェーの南部の湖沼は多く酸性化しており，とくにノルウェー南部では70％が酸性化しているといわれている。北米大陸もカナダ，アメリカの国境付近をはじめ，各地で同様な現象がみられる（図2.2.6）。日本においても，環境庁の調査によると全国的にpH 4～5の雨が降っていると報告されている（図2.2.7）が，今のところ酸性雨による森林および湖沼・河川への影響は，欧米などに比べると少ない。その理由は，日本の湖沼，河川のアルカリ度は低く，大きさも小型で水量が少ないうえに雨量が多く急速に海に流れ出て，大量の雨で薄められる。また，大気中の湿度が低く（66％）霧や煙霧が発生しにくく，大気汚染物質を取り込みにくいからである。しかし，隣国である中国では，1981年頃から酸性雨汚染が相当に進行しており欧米並みであるとされているので，日本の今後の情勢は予断を許さないものである。

2 大気汚染と化学物質

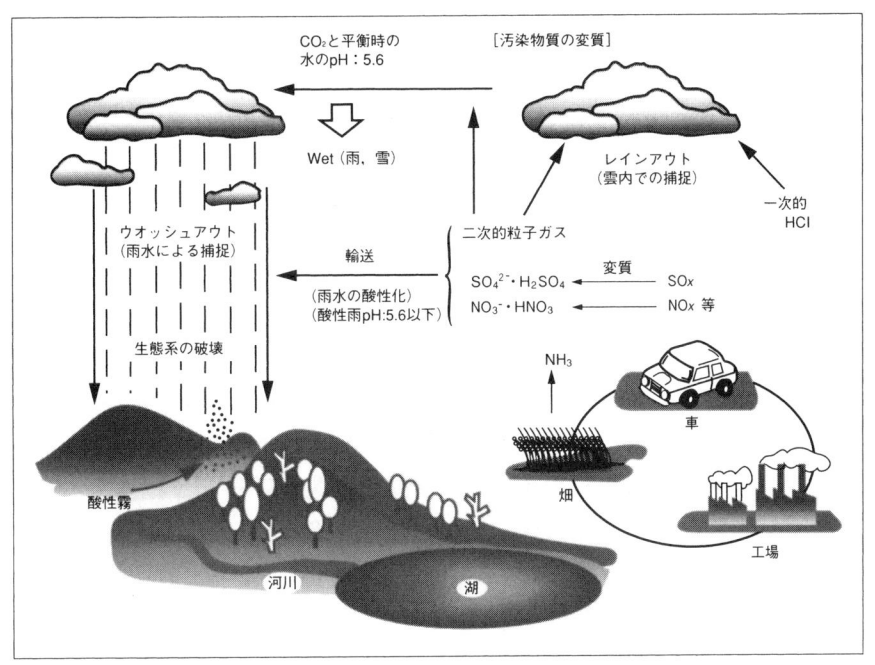

図 2.2.5 酸性雨のメカニズム

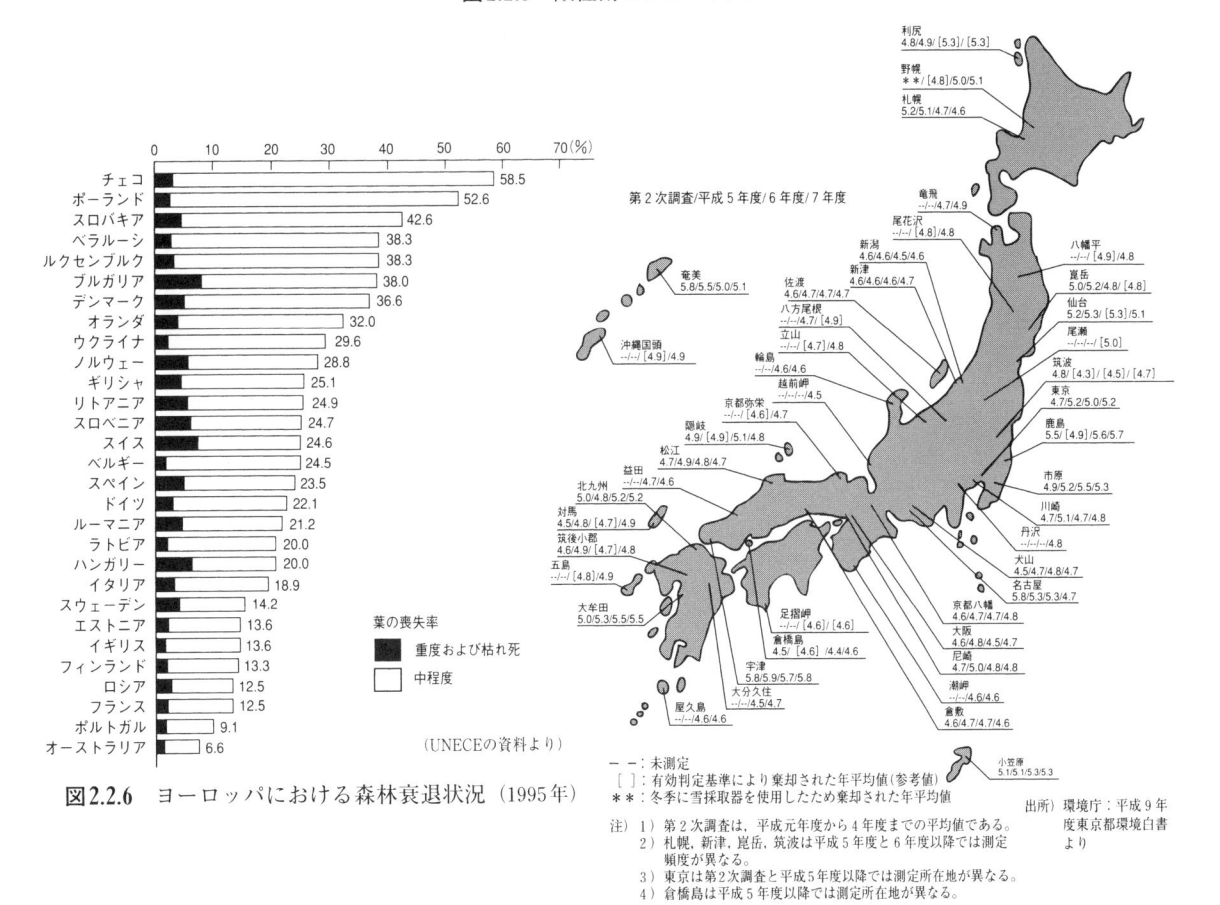

図 2.2.6 ヨーロッパにおける森林衰退状況（1995年）

国	葉の喪失率 (%)
チェコ	58.5
ポーランド	52.6
スロバキア	42.6
ベラルーシ	38.3
ルクセンブルク	38.3
ブルガリア	38.0
デンマーク	36.6
オランダ	32.0
ウクライナ	29.6
ノルウェー	28.8
ギリシャ	25.1
リトアニア	24.9
スロベニア	24.7
スイス	24.6
ベルギー	24.5
スペイン	23.5
ドイツ	22.1
ルーマニア	21.2
ラトビア	20.0
ハンガリー	20.0
イタリア	18.9
スウェーデン	14.2
エストニア	13.6
イギリス	13.6
フィンランド	13.3
ロシア	12.5
フランス	12.5
ポルトガル	9.1
オーストラリア	6.6

葉の喪失率
■ 重度および枯れ死
□ 中程度

（UNECEの資料より）

図 2.2.7 酸性雨の状況

第 2 次調査/平成 5 年度/6 年度/7 年度

利尻 4.8/4.9/[5.3]/[5.3]
野幌 ＊＊/[4.8]/5.0/5.1
札幌 5.2/5.1/4.7/4.6
竜飛 --/--/4.7/4.9
尾花沢 --/[4.8]/4.8
八幡平 --/--/[4.9]/4.8
新潟 4.6/4.6/4.5/4.6
室岳 5.0/5.2/4.8/[4.8]
佐渡 4.6/4.7/4.6/4.7
仙台 5.2/5.3/[5.3]/5.1
八方尾根 --/--/[4.7]/[4.9]
尾瀬 --/--/--/[5.0]
立山 --/[4.7]/4.8
筑波 4.8/[4.3]/[4.5]/[4.7]
輪島 --/4.6/4.6
越前岬 --/--/4.5
東京 4.7/5/5.0/5.2
奄美 5.8/5.5/5.0/5.1
沖縄国頭 --/--/[4.9]/4.9
京都弥栄 4.6/--/[4.9]
鹿島 5.5/[4.9]/5.6/5.7
隠岐 4.9/[4.9]/5.1/4.8
松江 4.7/4.9/4.8/4.7
市原 4.9/5/5.5/5.3
北九州 5.0/4.8/5.2/5.3
益田 --/--/4.7/4.6
川崎 4.7/5.1/4.7/4.8
対馬 4.5/4.8/[4.7]/5.2
筑後小郡 4.6/4.9/[4.7]/4.8
犬山 4.5/4.7/4.8/4.7
丹沢 --/--/--/4.8
五島 --/--/[4.9]/4.9
名古屋 5.8/5.3/5.3/4.7
京都八幡 4.6/4.7/4.7/4.8
大牟田 5.0/5.3/5.5/5.5
足摺岬 --/--/[4.6]/[4.6]
大阪 4.8/4.9/4.5/4.7
倉橋島 4.6/4.9/4.9/4.7
尼崎 4.7/5.0/4.8/4.8
宇津 5.8/5.9/5.7/5.8
大分久住 --/--/4.5/4.7
潮岬 4.6/4.6/4.6
屋久島 --/4.6/4.6
倉敷 4.6/4.7/4.7/4.6
小笠原 5.1/5.1/5.3/5.3

-- ： 未測定
[ ] ： 有効判定基準により棄却された年平均値（参考値）
＊＊： 冬季に雪採取器を使用したため棄却された年平均値

注） 1) 第 2 次調査は、平成元年度から 4 年度までの平均値である。
2) 札幌、新津、室岳、筑波は平成 5 年度と 6 年度以降では測定頻度が異なる。
3) 東京は第 2 次調査と平成 5 年度以降では測定所在地が異なる。
4) 倉橋島は平成 5 年度以降では測定所在地が異なる。

出所）環境庁：平成 9 年度東京都環境白書より

3 オゾン層破壊と紫外線

フロンガスによるオゾン層の破壊は，1974年アメリカ・カリフォルニア大学のローランド教授により最初に指摘された。フロンガス類（CCl_3F，CCl_2F_2）は電気部品の洗浄用（47%），発泡用（24%），冷蔵庫，クーラーの冷媒用（18%），エアゾール用（9%）など幅広い分野で利用されている。このフロンガスが大気中に放出されると対流圏では分解されず成層圏に達し，そこで太陽からの強い紫外線を浴びて分解し塩素原子を放出する。この塩素原子が触媒の役目をしてオゾンを分解する反応が連鎖的に発生し，一個の塩素原子当たり10万個のオゾン分子が壊される（図2.2.8）。オゾン層が破壊されると地上に降り注ぐ有害な紫外線が増加する結果，皮膚がんなどの疾患の増加やその他生態系にさまざまな悪影響を及ぼす。また，このほか気候にも影響を与えることが指摘されている。

オゾン層の状況の観測で，南極では1980年頃から，毎年秋期（9～10月）に上空のオゾン濃度が極端に少なくなり丸い穴が開いたような現象，いわゆる「オゾンホール」が生じていることが記録された（図2.2.9）。全地球的な変動傾向としては，69年から88年の20年間に北半球の主要部（北緯30～64度）の冬季にオゾン全量の3～5%が減少していることが確認された。

オゾン層保護の対策としては，1985年「オゾン層保護のためのウィーン条約」，1987年「オゾン層を破壊する物質に関するモントリオール議定書」が採択され，各国がオゾン層保護のため，観測，調査，研究に協力することが義務づけられた。また，オゾン層を破壊する能力の強い五種類のフロンおよび三種類のハロンの消費量を段階的に消滅して，10年後には半減するという具体的な規制措置が定められた。

日本でも，1988年5月に「特定物質の規制等によるオゾン層の保護に関する法律」が公布され，20世紀末までに特定のフロンを全廃することが合意されている。環境庁としては，今後，オゾン層保護に関する国民への啓発，排出抑制，使用合理化の徹底，オゾン層問題に関する調査研究の推進などに取り組むことにしている。

主要なオゾン層破壊物質の生産は，1995年末をもってすでに全廃されているが，過去に生産され，冷蔵庫，カーエアコンなどの機器のなかに充てんされたかたちで相当量残されている。こうしたものの回収・再利用・破壊の促進が現在の課題となっている。現実には，ヘアースプレーなどへの使用の廃止，一部自治体では，冷蔵庫や冷凍庫などの廃棄の際のフロンガスの回収などが実施されている。

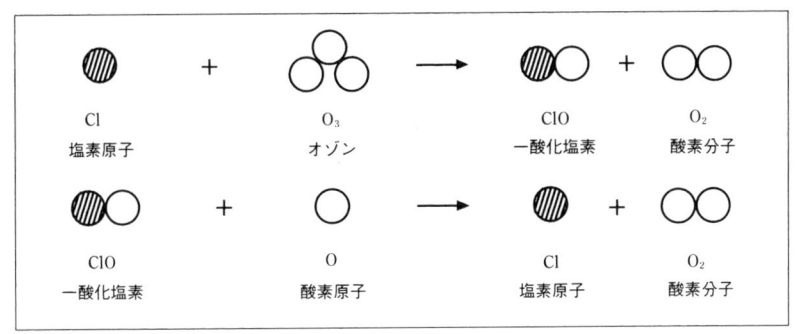

Cl	+	O_3	→	ClO	+	O_2
塩素原子		オゾン		一酸化塩素		酸素分子
ClO	+	O	→	Cl	+	O_2
一酸化塩素		酸素原子		塩素原子		酸素分子

出所）環境庁オゾン層保護検討会編：オゾン層を守る

図2.2.8　塩素によるオゾン破壊触媒反応サイクル

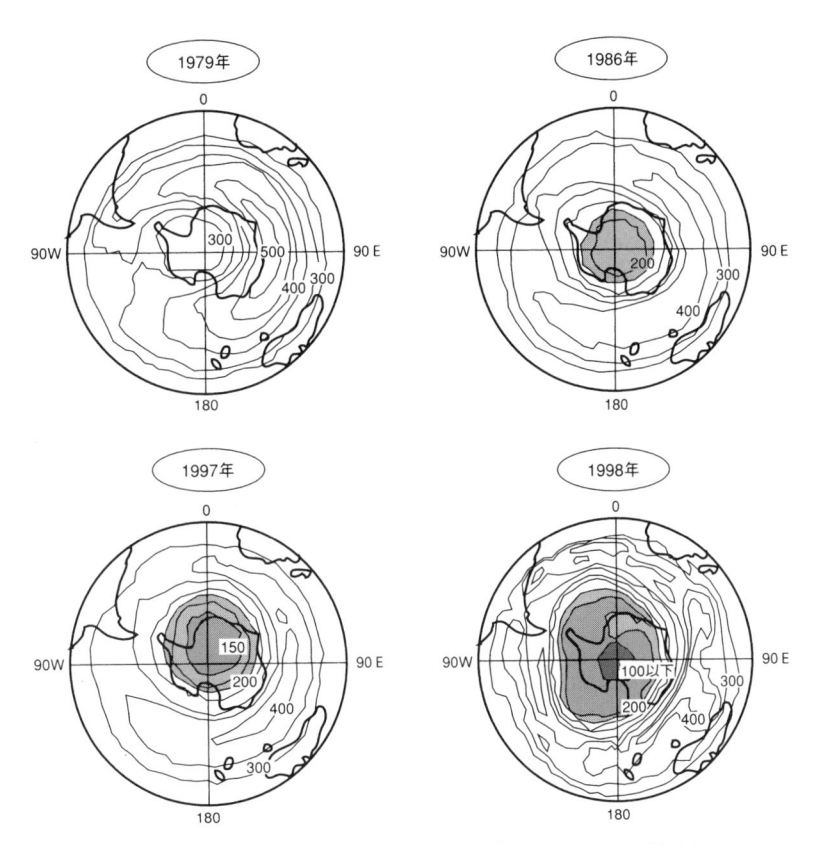

●円内の数字はオゾン濃度を示す。年々オゾン濃度が低くなっていることがわかる。

図2.2.9　南極におけるオゾンホールの変化

4　光化学オキシダントとスモッグ

　光化学オキシダント（O_X）とは，工場の排煙や自動車の排気ガスから発生した窒素酸化物（NO_X）と炭化水素類（HC）が太陽光線の紫外線によって，二次的に生成される酸化生成物の総称である（図 2.2.10）。

　その代表的な生成物は，オゾン（O_3）やPAN（peroxyacetyl nitrate：過酸化アセチル硝酸）である。オゾンを90％以上，PANを数％含んだものが光化学オキシダントであり，光化学スモッグの主な原因となっている。スモッグ（Smog）という言葉は，煙（Smoke）と霧（Fog）の合成語で1905年にイギリスで公式に用いられた。

　光化学オキシダントの有害作用は主としてオゾンによるものであり，人体への影響としては目，のどなどとくに粘膜組織を刺激し，涙が出たりのどが痛くなる。症状が重くなると呼吸困難を起こしたり，失神することもある。

　人以外にも影響を与え，草花や樹木を枯死させたり，ゴムを劣化させるため自動車のタイヤを痛ませるなどの被害を生じさせる。

4.1　光化学スモッグ注意報と警報

　光化学スモッグは，上空に白いモヤがかかったような大気の状態をいう。

　スモッグには石炭微粒子や二酸化硫黄などの汚染物質が存在するロンドン型スモッグと，排出汚染物質が反応して生成した二次汚染物質で起こるロサンゼルス型スモッグがあり，光化学スモッグは後者のものである。

　大気汚染防止法においては，光化学オキシダント濃度（1時間平均値）が 0.12 ppm（ピーピーエム，1 g 当たり100万分の1）を超え，かつ持続する恐れがあるときには光化学スモッグ注意報が，0.24 ppm を超えるときは警報が発せられることになっている。環境基準値は，1時間値が 0.06 ppm 以下である。

　1981年度から92年度までの間に東京都内で発生した光化学スモッグ発生状況を表 2.2.4 に示した。被害者届出数では84年度が415件でもっとも多く，つぎに94年度が183件で多くなっている。

　光化学スモッグの起こりやすい気象条件は，①風が弱い，②気温が高い，③日射が強い，④視界が悪いなどの条件が重なったときであり，紫外線の強い夏の日中の発生が多い。

　光化学スモッグ注意報が出たときは，できるだけ外出を避ける。また，目やのどに刺激を受けたときには，洗眼やうがいをする。

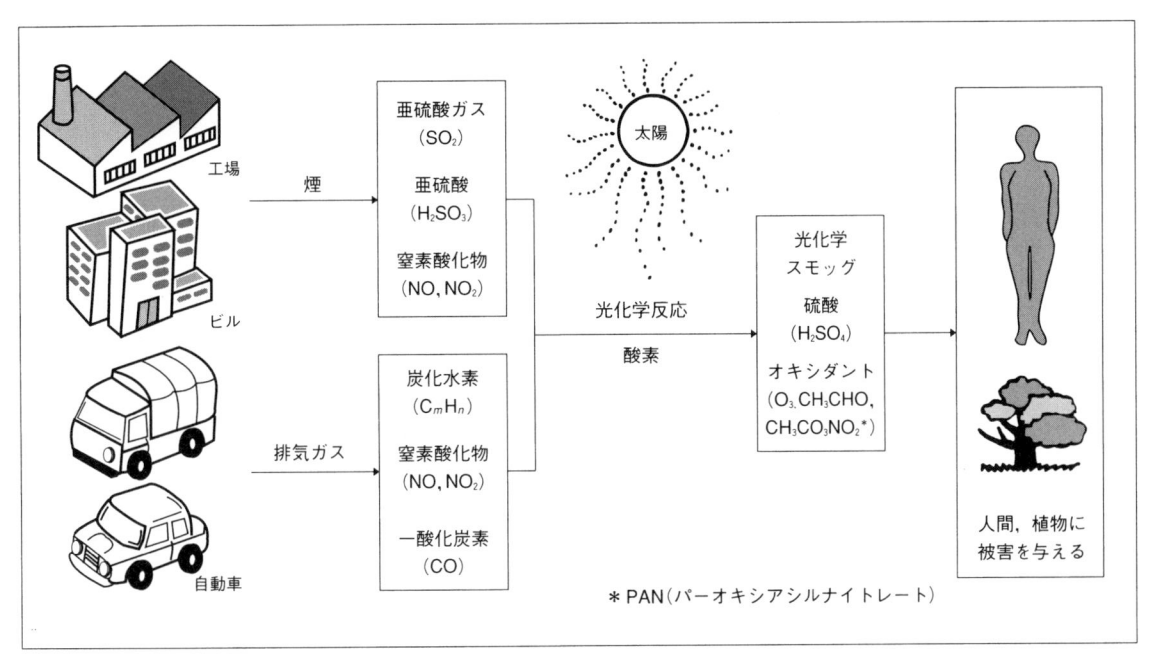

図2.2.10 大気汚染と光化学スモッグ

表2.2.4 光化学スモッグ緊急時発令状況

年度	予報回数 計	予報回数 前日	予報回数 当日	注意報発令回数 計	月別 4	月別 5	月別 6	月別 7	月別 8	月別 9	月別 10	地域別 全域	地域別 多摩南部	地域別 西部	地域別 中部	地域別 東部	警報発令回数	学校情報提供日数	O_x最高濃度 月日	O_x最高濃度 測定局(略称)	*濃度	被害者届出数
1981	5	0	5	14	1	1	1	8	2	1	0	0	7	9	10	2	0	24	6.29	小 金 井	0.18	36
82	5	0	5	17	0	7	8	1	1	0	0	2	6	14	14	4	0	33	6.5	武蔵野・小平	0.21	102
83	12	0	12	24	1	0	3	5	7	5	0	1	11	19	16	3	0	50	7.19	小 金 井	0.18	35
84	10	6	4	35	0	3	6	8	12	6	0	4	21	26	22	5	0	56	7.5	石 神 井	0.21	415
85	7	0	7	19	0	4	2	8	4	1	0	4	9	17	15	4	0	58	5.23	調 布	0.19	13
86	1	0	1	9	0	1	3	1	3	1	0	0	1	7	2	1	0	24	8.26	青 梅	0.17	8
87	1	0	1	15	0	2	2	6	5	0	0	3	4	7	14	10	0	36	7.29	葛 飾	0.24	4
88	1	1	0	7	0	3	0	1	3	0	0	0	2	2	6	1	0	20	8.22	多 摩	0.17	0
89	0	0	0	7	0	1	2	1	3	0	0	0	0	4	4	1	0	16	8.10	中野・狛江	0.14	16
90	12	3	9	23	0	2	3	9	6	3	0	0	6	21	14	3	0	43	6.22	中 野	0.20	4
91	9	2	7	15	0	0	6	7	1	1	0	5	8	11	13	3	0	35	7.23	石 神 井	0.24	103
92	9	2	7	14	0	0	1	12	0	1	0	3	7	11	12	3	0	33	7.27	狛 江	0.18	0
93	0	0	0	5	0	0	3	1	1	0	0	1	1	2	4	3	0	14	6.27	品 川 1	0.17	0
94	0	0	0	12	0	0	2	4	5	1	0	6	8	10	6	0	0	37	7.5	品 川 2	0.22	183

注）中性ヨウ化カリウムの2％溶液を用いる測定による。

資料：東京都環境保全局調べ

5 ディーゼル車と浮遊粒子状物質

浮遊粒子状物質（SPM：suspended particulate matter）とは，大気中に浮遊する粒径10μm（マイクロメーター：100万分の1 g）以下の粒子物質のことである。

10μm以上の粒子状物質は比較的速く地表に降下するので，降下煤塵とよんでいる。浮遊粒子状物質の発生源は多様であるが，化石燃料によって発生するものが圧倒的に多い。しかし，近年交通量の多い都市で問題となっているのはディーゼル車の排出する黒煙（ベンゾピレンやジニトロピレンなどの発がん性物質を含む）からの発生が50％を占めていることである。そこで東京都では「ディーゼル車NO作戦」を1996年から始めた。ディーゼル車は浮遊粒子状物質だけでなく窒素酸化物排出量も多い（図2.2.11）。

この物質は呼吸によって気管支や肺に入り，呼吸器系疾患の原因となる。このほか，気管支喘息，花粉症などのアレルギー性疾患などとの関連性も懸念されている。

浮遊粒子状物質の濃度の平均値の推移を図2.2.12に示した。79年度までは低減したが，それ以降は，0.05mg/m³前後で増減を繰り返しながら推移している。

5.1 東京都のディーゼル車NO作戦

1996年8月から11月末までの3ヵ月にわたって行った東京都のディーゼル車対策の方法として出された「五つの提案」である（表2.2.5）。

五つの提案では，都内では，ディーゼル乗用車には乗らない・買わない・売らない，代替車への乗り換え，排ガス浄化装置の開発などを義務づけている。東京都では，この提案をさらに発展させて，「ディーゼル車排ガスに挑む九つの施策」として具体化を進め，実現を目指している。

5.2 浮遊粒子状物質対策

ディーゼル車にディーゼル排気微粒子除去フィルター（DPF：Diesel Particulate Filter System 図2.2.13）を取り付ける。

この装置は，ディーゼル車から排出される粒子状物質をセラミック等でできたフィルターで捕集・除去する。捕集された粒子状物質は，自動的に電気ヒーターやバーナーなどにより燃焼し，除去される。

黒煙は自動車の整備や適正運転によってかなり低減されることから，東京都では，国や警視庁の協力などを得て，自動車使用者への注意を喚起させるために街頭調査を実施している。

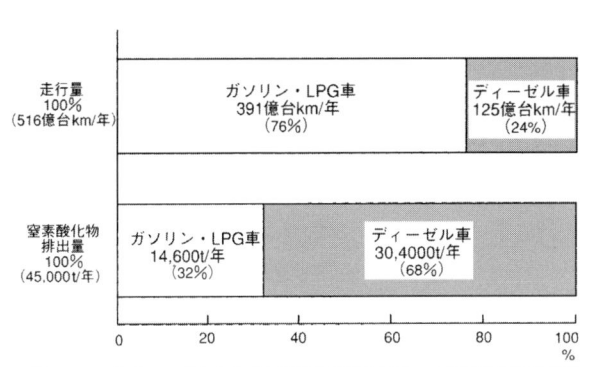

図2.2.11 ディーゼル車とガソリン・LPG車の走行量と窒素酸化物排出量（1995年度 都内全域）

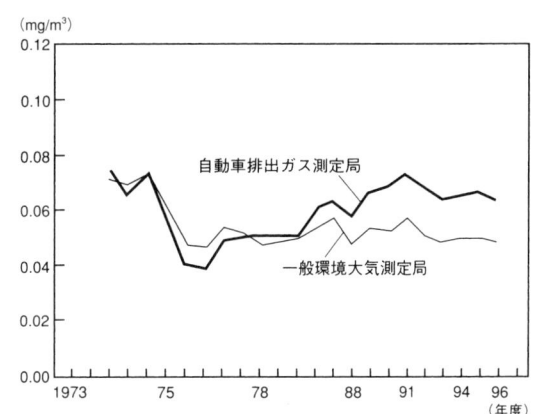

注）1995年度における自動車走行量及び排出量は、96年度走行量及び排出量を基に推計したものである。
資料）環境保全局（1995年東京都環境白書より）

図2.2.12 浮遊粒子状物質の年平均値の推移

注）環境基準の達成度をみる目安としての年平均地は、おおむね0.035mg/m³である。
資料）環境保全局（1995年度東京都環境白書より）

表2.2.5 五つの提案（東京都）

提案1：都内では、ディーゼル乗用車には乗らない、買わない、売らない
提案2：代替車のある業務用ディーゼル車は、ガソリン車などへの代替を義務づけ
提案3：排ガス浄化装置の開発を急ぎ、ディーゼル車への装着を義務づけ
提案4：軽油をガソリンより安くしている優遇税制を是正
提案5：ディーゼル車排ガスの新長期規制（2007年目途）をクリアする車の早期開発により、規制の前倒しを可能に

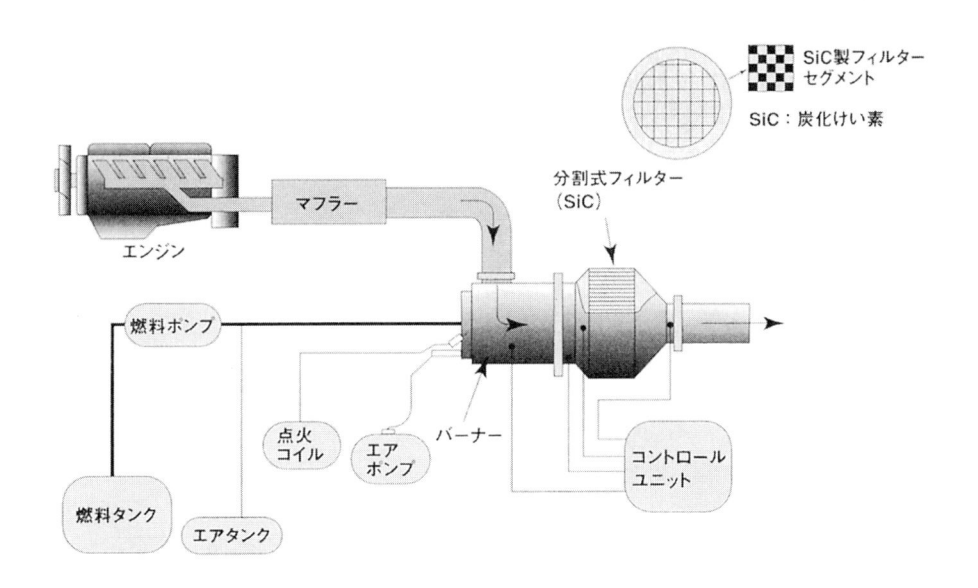

2 大気汚染と化学物質

2 化学製品の安全性

表2.2.6 COP3で採択された「京都議定書」のポイント

1. 数値目標（第3条）

対象ガス	二酸化炭素，メタン，亜酸化窒素，HFC，PFC，SF6
基準年	1990年（HFC，PFC，SF6については1995年とし得る）
吸収源の取扱い	限定的な活動（1990年以降の新規の植林，再植林及び森林減少）を対象とした温室効果ガス吸収量を加味
目標期間	2008年から2012年
削減目標	附属書I締約国全体の対象ガスの人為的な総排出量を，目標期間中に基準年に比べ全体で少なくとも5％削減する。 各附属書I締約国は，目標期間中の対象ガスの人為的な排出量が，個別の割当量を超過しないことを確保する。例えば， 日本の割当量：基準年の94％（6％削減） 米国の割当量：基準年の93％（7％削減） EUの割当量：基準年の92％（8％削減）
バンキング	目標期間中の割当量に比べて排出量が下回る場合には，その差は，次期以降の目標期間中の割当量に加えることができる。

2. 政策・措置（第2条）
各附属書I締約国（先進国）は，数値目標を達成するため，例えば，エネルギー効率の向上等の措置をとる。

3. バブル（共同達成）（第4条）
数値目標の達成の約束を共同で果たすことに合意した附属書I締約国は，これらの諸国の総排出量が各締約国の割当量の合計量を上回らない場合には，その約束を果たしたと見なされる。（これらの規定によりEUバブルが可能となる。）

4. 排出量取引（第17条）
附属書I締約国は，議定書の約束を達成するために，排出量取引に参加できる。条約の締約国会議は，排出量取引に関連する原則やルール，ガイドライン等を決定する。数値目標の達成を果たすため，全ての附属書I締約国は，他の附属書I締約国から，割当量を移転又は獲得することができる。COP3においては，排出量取引に関し，COP4において関連規則などを検討することなどを決めた。

5. 共同実施（第6条）
数値目標を達成するため，附属書I締約国は，発生源による人為的排出を削減することあるいは吸収源による人為的除去を増進することを目的としたプロジェクトによる排出削減ユニットを他の附属書I締約国に移転し，又は他の附属書I締約国から獲得することができる。附属書I締約国と非附属書I締約国との共同実施は，クリーン開発メカニズムの下で行うことができる。

6. クリーン開発メカニズム（第12条）
クリーン開発メカニズムは，非附属書I締約国の持続可能な開発と気候変動枠組条約の目的達成を支援し，かつ附属書I締約国の数値目標の達成を支援するもの。
本メカニズムにより，非附属書I締約国は排出削減に繋がるプロジェクト実施による利益が得られ，附属書I締約国はこうしたプロジェクトによって生ずる「承認された削減量」を自国の数値目標の達成のために使用できる。

7. 不履行（第18条）
本議定書の第1回締約国会合で，例えば不履行の原因，態様，程度や頻度を考慮に入れた不履行の内容に関するリスト等，条約の不履行に対する適正かつ効果的な手続及び仕組みについて承認される。

8. 発効要件（第25条）
本議定書を批准した附属書I締約国の合計の二酸化炭素の1990年の排出量が，全附属書I締約国の合計の排出量の55％以上を占め，かつ，55ヶ国以上の国が批准した後，90日後に発効する。

出所）平成10年度環境白書，環境庁（1998）

この章のキーワード

地球温暖化，低公害車（ハイブリッドカー・ソーラーカーなど），酸性雨（pH5.6以下），オゾンホール，光化学スモッグ，浮遊粒子状物質，ディーゼル車

3　食と化学物質

　わたしたちは生きていくためのエネルギー源を得るために，多くの食べ物を摂取している。その一方では，食べ残しをしたり，手つかずの食品を廃棄して，多くの食料資源を無駄にしている。ではその食料資源はどのようになっているのだろうか。日本はわずか42％しか自国でまかなっておらず（食料自給率），半分以上を海外からの輸入に依存しているのが現状である。このような状態が続けば，ますます食糧自給率は低下し，農作物への農薬の残留，遺伝子組換え農作物（食品），加工食品の食品添加物などが増加してくる。また，多くの人の健康志向を受けて，健康補助食品，自然食品および食材自身のもつ機能を生かした食品なども増えてくる。

　生きるために食と同じように重要な水はどうであろうか。

　日本は20年くらい前までは，〝山紫水明〟，〝水清き国〟，といわれており，世界のどの国よりも水は安全であった。しかし，現代では多くの人が飲み水（ミネラルウォータ）を買って飲んでいる。これはとくに水道水に対する不安（トリハロメタンなどの化学物質）や不満（カルキ臭，おいしくないなど）が原因とみられる。

　現状のままだと，ミネラルウォータの普及はとどまるところを知らないほど増えていくだろう。

　ここでは食と化学物質との関係について解説し，食品を選ぶときの判断や食品そのものの正しい知識を得，望ましい食生活のあり方を考える。

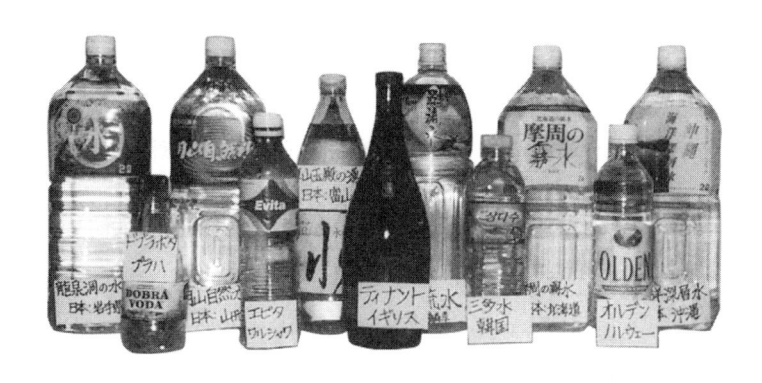

1 農薬(残留農薬)と有機農産物

形がよく見た目にはきれいな農作物が一年中市場に出回っており、〝旬のもの〟を食べるという感覚がなくなってきた。

このような農作物をつくるためにさまざまな農薬が使われ、それらが農作物に残留することによる健康への不安が高まっている。そのため農薬を減らしたり、ほとんど使わないでつくった有機農産物が消費者の関心を集めている。

農薬の安全性・毒性・残留性と有機農作物について述べる。

1.1 農薬とその種類

農薬とは農作物を害する菌、線虫、ダニ、昆虫、ネズミその他の動植物、またはウィルスの防除に用いられる殺菌、殺虫剤、その他の薬剤および農作物などの生理機能の増進または抑制に用いられる成長促進剤、発芽抑制剤、その他の薬剤のことをいう(農薬取締法:農薬の品質確保を主目的として、1948年施行、農林水産省)。農薬は有効成分として日本では約300種類、世界では約700種類ある。有効成分による主な農薬の種類を表2.3.1に示した。

◆生物農薬

農薬のほとんどが化学物質を有効成分としたものであるが、最近になって病害虫や雑草を侵す病原体(細菌、糸状菌、ウィルス)および線虫、捕食性ダニ、寄生バエなどを利用した、生物農薬も開発されている(表2.3.2)。

◆農薬使用量と生産高

日本で登録されている農薬は1999年4月末の時点で、5368種類である。出荷高でみると1997年には約48万tが出荷された。このうち一番多いのは殺虫剤で32.5%、つぎに除草剤の27.7%、殺菌剤の23.5%、その他6.3%である。用途別では水稲用40%、野菜用30%、果樹用20%である。

日本の場合、農薬の輸出量と輸入量はほぼ同じなので、生産量が使用量に相当する。

農薬使用量から考えると、日本はアメリカについで、世界第二位の農薬使用量を誇る国である。これを耕地面積(アメリカの20分の1)に換算すると、1ha(ヘクタール)当たりの農薬使用量は10.8kgになり、アメリカの7.2倍、ヨーロッパの5.7倍という値になり、日本は世界一の農薬使用先進国といえる。

単位面積(1ha)当たりの作物生産量は、ヨーロッパの3.4t、アメリカの2.6tに対して、日本は5.5tと高くなっている。

◆農薬の構造式

農薬の多くは、合成によりつくられている。主な農薬の構造式を図2.3.1

表2.3.1 農薬の種類（一部）

分類	用途	農薬名	分類	用途	農薬名
有機リン系	殺虫剤	テルブホス トリクロルホン（DEP） パラチオン パラチオンメチル ピリダフェンチオン ピリミホスメチル フェニトロチオン（MEP） フェンスルホチオン フェンチオン（MPP） フェントオート（PAP） プロチオホス ホサロン ホスメット（PMP） マラチオン メタミドホス EPBP EPN メチダチオン（DMTP）	カーバメイト系	殺虫剤	フェノブカルブ（BPMC） プロポキシル（PHC） ベンダイオカルブ メソミル メチオカルブ
				除草剤	クロルプロファム（CIPC） チオベンカルブ
			ピレスロイド系	殺虫剤	ジベルメトリン ペルメトリン
			その他	殺菌剤	イマザリル カルベンダゾール（MBC） ジクロフルアニド ジクロラン（CNA）
				殺菌剤	チアベンダゾール（TBZ） ビテルタノール
				殺虫剤	クロフェンデジン クロルフルアズロン フルシトリネート 二臭化エチレン（EDB）
カーバメイト系	殺菌剤	ジエトフェンカルブ メプロニル		殺虫剤 殺菌剤	イソプロチオラン キノメチオネート 臭化メチル
	殺虫剤	アルジカルブ イソプロカルブ（MIPC） エチオフェンカルブ オキサミル カルバリル（NAC） カルボフラン チオジカルブ ピリミカーブ		除草剤	オキアジアゾン クロメトキシニル クロルニトロフェン（CNP） 2,4-D
				植物成長調整剤	ピペロニルブトキシド
				その他	臭素

表2.3.2 生物農薬

農薬名	対象作物	対象害虫
スタイナーネマ・カーポカプサエ剤（線虫）	シバ	シバツトガ シバオサゾウムシ スジキリヨトウ
チリカブリダニ剤（捕食性ダニ）	イチゴ（施設）	ハダニ類
オンシツツヤコバチ剤（寄生蜂）	トマト（施設）	オンシツコナジラミ
ボーベリア・ブロンニアティ剤（糸状菌）	クワ・カンキツ	キボシカミキリ ゴマダラカミキリ

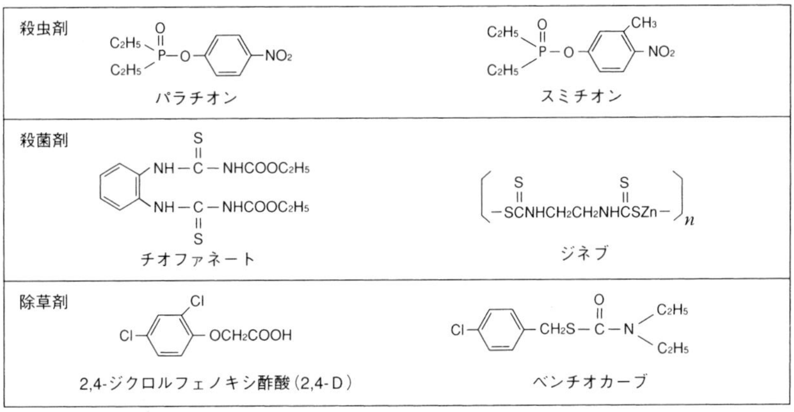

殺虫剤

パラチオン

スミチオン

殺菌剤

チオファネート

ジネブ

除草剤

2,4-ジクロルフェノキシ酢酸（2,4-D）

ベンチオカーブ

図2.3.1 農薬の化学構造式

に示した。殺虫剤では有機リン系，カーバメート系，殺菌剤では有機リン系，カーバメート系，有機塩素系，除草剤ではフェノキシ酢酸系，カーバメート系などであり，塩素とリンを含むものが多い。

◆**農薬による生物と環境への影響**

農薬は作物，耕地に散布された後，図2.3.2に示した経路をとる。すなわち，一部は大気中に気化していき，一部は雨などに流されて，水系に入っていく。土壌中に残留した農薬は一部は植物に吸収される。また生態系内の食物連鎖を通じて濃縮されて，人の健康への影響も生じてくる。

環境への影響としては，有機塩素系農薬がその難分解性と生物蓄積性のため深刻な環境汚染を引き起こしている。その例として，殺虫剤のDDTは製造・使用が禁止されて（先進国のみ）20年経過した現在なお土壌中などから高い濃度で検出されている。

◆**農薬の毒性**

急性毒性

化学物質の毒性については12ページに示してある。農薬も一般の化学物質と同様に「毒性及び劇物取締法」（毒物及び劇物について，保健衛生上の見地から必要な取り締まりを行うことを目的としている。厚生省）によって毒性の強いものは「毒物」や「劇物」に指定されている。

殺虫剤の急性毒性（LD_{50}，半数致死量，12ページ参照）を表2.3.3に示した。ペルメトリンのLD_{50}はイエバエでは0.7，ラットでは1500となっており，イエバエとラットでは2143倍の差がある。この比率が大きいほど害虫によく効いて，哺乳動物にはあまり効かない，つまり「選択性が高い農薬」ということになる。

発がん性

農薬を長期的に使用したり，農薬が残留している食品を長期的に食べ続けるとがんを誘発する可能性があるといわれている。

アメリカ環境保護庁が発がん性ありと指定した農薬のうち，日本で使用されている31種類について巻末資料に示した。

◆**環境ホルモン作用**

農薬のなかには環境ホルモン作用があるものが少なくない（表2.3.4）。輸入食品に使われているものが多い。

◆**農薬の残留性と残留基準**

農作物に散布された農薬は，日光や植物体の酵素により分解・蒸発したり，雨などによって流されることにより消失する。しかし，その一部は農作物にも残留し，これを摂取した場合，健康に影響することが心配される。

農作物中に残留する農薬の残留基準は，動物を用いた各種の試験や農作物

難分解性と生物蓄積性 光や水，あるいは微生物などにより分解されにくい性質と生物の体内で蓄積し濃縮されやすい性質をいう。

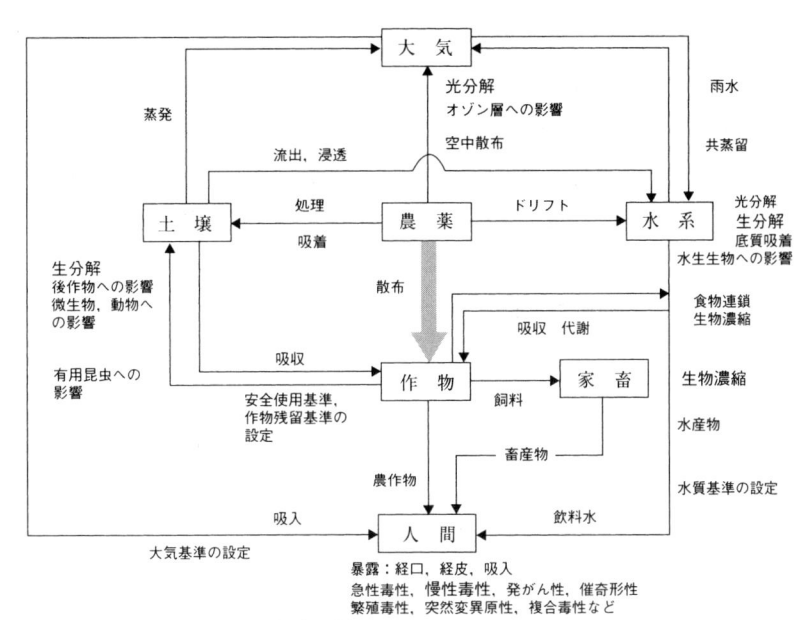

図2.3.2 農薬の環境と生物への影響

出所）金澤純：農薬の環境科学，合同出版

表2.3.3 殺虫剤の選択毒性

殺虫剤	LD_{50} (mg/kg)		選択毒性比 A/B
	ラット（経口）〔A〕	イエバエ〔B〕	
パラチオン*	3.6	0.9	4.0
DDT*	118	2	59
MEP	570	2.3	248
ペルメトリン	1,500	0.7	2,143
クロルフルアズロン	>8,500	0.24（コナガ）	>35,416
メトプレン	>34,600	0.020	>1,730,000

*現在日本では，パラチオン，DDTは使用されていない。
出所）泉邦彦：人間と環境，20巻1号，1994

表2.3.4 環境ホルモン 農薬の食品への残留

農薬名	主な残留作物
2,4-D	輸入レモン・グレープフルーツ
OPP	輸入レモン・オレンジ
アラクロール	輸入大豆
アルディカーブ	輸入オレンジ
カルバリル	輸入イチゴ・チェリー
シペルメトリン	ネギ，ホウレン草
パラチオン	輸入オレンジ・マンゴー
ビンクロゾリン	チェリー，輸入キウイ
フェンバレレート	輸入ブロッコリー
ベノミル	輸入バナナ・マンゴー
ペルメトリン	国産・輸入セロリ
マラチオン	輸入小麦，輸入米
マンコゼブ	イチゴ，キャベツ
メソミル	小松菜，レタス，白菜
ジネブ	トマト，キュウリ，キヌサヤ

出所）食品と暮らしの安全，No.81付録（1996）

における残留調査などをもとに，食品衛生法第7条の規定に食品規格基準として設定されている。1998年現在，161農薬について130以上の農産物ごとに約8000の基準値が設定されている。この基準値を超えて農薬が残留した食品の流通は禁止されている。また，国産，輸入を問わず国内で流通する食品すべてに適用される。このため基準値の設定にあたっては，世界中の農薬の使用状況を考慮しなければならない。

◆残留基準値の決め方

世界統一の基準値はなく，各国ごとに決められている。日本では，「一日摂取許容量：ADI」(表2.3.5)を超えないように設定されている。また，すべての農作物を生のまま水洗いしないで摂取しても安全が確保されるよう厳しく設定されているので外国の基準値より，ものによっては10分の1から100分の1の値となっている(表2.3.6)。

各国の食品基準が貿易を阻害しないように，食品にかかわる規格基準を国際的に統一していこうとする働きがあり，各国の基準値をFAO/WHOの食品規格委員会(コーデックス委員会)が定める国際基準に合わせることを原則としている。

◆農薬残留の原因

農薬の残留する原因および残留性の高いものとして，表2.3.7のようなことがあげられる。

◆加工食品中の残留農薬

大半を輸入に依存している小麦は，貯蔵や移動中に使用されるポストハーベスト農薬の残留に不安がある。小麦は主に小麦粉に加工され，パン，めんなどの主食としてや，ケーキ類などのおやつや天ぷらなどの材料，また多くの加工食品の原材料として用いられている。小麦加工品の残留農薬は，有機リン系農薬が0.01～0.40ppmで検出されている(表2.3.8)。

◆調理による残留農薬の減少

調理法別の農薬の残留率は，蒸す，焼く，揚げる，ゆでるの順に小さくなるという実験結果が得られている。このことは調理方法を工夫することにより，調理材料に含まれている微量な農薬を減らすことができるということである。

1.2 有機農業と無農薬

日本の有機農業は1970年代に消費者と生産者との提携，産地直送，共同購入という方法をとって発展し，有機農産物への消費者の関心は高まってきた。80年代後半になると，「有機栽培」「無農薬」「省農薬」などの表示が氾濫してきた。

そのため，農林水産省は1992年に有機農産物などにかかわる青果等特別表

FAO(Food and Agriculture Organization：国連食糧農業機関) 国連の専門機関の一つで，1945年に設立された。世界の食糧および農業問題を解決することを目的としている。

WHO(World Health Organization：世界保健機関) 国連の専門機関の一つで，1948年4月に設立され，本部はスイスのジュネーブにある。
伝染病に関する情報提供や薬品の監視，環境衛生の普及などを行う。
FAOとWHOの機関において，国際的な農薬の毒性の評価および残留基準を設定している。

コーデックス委員会 正式名称はFAO／WHO合同規格委員会(join FAO／WHO Codex Alimentarius Commission，CACと略記)といい，食品基準プログラムの意思決定団体である。
食品規格に関する国際基準等を策定し，各国がその基準を採用することを勧奨するというものである。コーデックス規格そのものは強制力をもっていない。しかし，各国は，WHO規定により国内で食品に関する規格を作成する際は，この規格を基礎とすることになっている。

表2.3.5 ADIとは

ADIは，人間が一生涯の間，毎日その農薬を摂取し続けても健康上なんら悪影響をもたらさない量のことで「一日摂取許容量」ともいう。

マウスやラット，ウサギや犬などの二種以上の実験動物に，一生涯（約2ヵ年）の間，毎日農薬を混入した飼料を与える慢性毒性試験，二世代以上にわたって農薬を毎日与えて子孫に及ぼす影響をみる繁殖試験，農薬の摂取により奇形の子ができないかをみる催奇性試験，その他の毒性試験から，どの動物にも有害な影響が全く出なかった量を求める。この量に人と動物の種差を10倍，人の間の個人差を10倍とし，それを掛け合わせた100倍を安全係数として用いて算出する。このとき，催奇性試験や繁殖試験など胎児や次世代における影響が懸念されるときは3～10倍の係数を掛け合わせることにより，安全係数は300～1000倍になる。

$$\text{ADI} = \text{最大無毒性量} \times 1/100 \;\;(\text{安全係数})$$

↑
安全性試験において最も感受性の高い動物が有害な影響を全く受けない最大投与量（mg/kg）

表2.3.7 農薬残留およびその残留性を減少させる原因

(1) 農薬残留量を多くする原因
- ◎散布から収穫までの期間が短い
- ◎一般的に粉剤より乳剤，水和剤の方が残留性が高い等，散布形態による差
- ◎葉菜類のように重量当たりの表面積が大きいもの
- ◎ブドウ，モモ，イチゴなどのように表面に毛，あるいはデコボコのあるもの
- ◎ミカン，レモンなどのように表面近くに精油層やクチクラ層（ワックス分が多い）を有するもの

(2) 農薬の残留量を減少させる要因
- ◎空気中の酸素や水との化学反応による分解
- ◎風雨による洗い流しや付着の剥離
- ◎日光による光分解
- ◎農作物内部における酵素作用などによる代謝・分解

表2.3.6 アメリカと日本の農薬の残留許容値の比較

(10倍以上差があるもの，91年11月現在)（単位：ppm）

農薬	農作物	アメリカ 規制値	日本 食品残留農薬基準	日本 登録保留基準
キャプタン	アンズ	50		5
	ビート（葉）	100		5
	セロリ	50		5
	サクランボ	100		5
	ブドウ	50		5
	ニラ	50		5
	レタス	100		5
	マンゴー	50		5
	ネクタリン	50		5
	青タマネギ	50		5
	モモ	50		5
	プラム（生プルーン）	100		5
	ワケギ	50		5
	ホウレンソウ	100		5
マラチオン（マラソン）	アーモンド	8		0.5
	大麦	8		0.5
	トウモロコシ	8		0.5
	エン麦	8		0.5
	ピーナッツ	8		0.5
	米	8	0.1	
	ライ麦	8		0.5
	モロコシ	8		0.5
	ヒマワリの種	8		0.5
	小麦	8		0.5
青酸	柑橘類	50		5
IPC	ジャガイモ	50		0.05
ベノミル	リンゴ	7		0.7
	アンズ	15		0.7
	サクランボ	15		0.7
	柑橘類	10		0.7
	ネクタリン	15		0.7
	モモ	15		0.7
	西洋梨	7		0.7
	パイナップル	35		0.7
	プラム（生プルーン含む）	15		0.7
レルダン	米	6		0.01
アクテリック	キウイフルーツ	5		0.1

出所）小若順一：ポストハーベスト農薬汚染，家の光協会（1990）

表2.3.8 小麦加工食品中の有機リン系農薬のテスト結果概要

(19品目，100銘柄)

農薬名（検出率）	小麦加工品名	検出数/テスト数	検出値(ppm)	右基準値との比較	食品衛生法残留基準値(ppm)
クロルピリホス (4/100)	穀類調整品	2/13	0.01, 0.02	1/10, 1/5	1.0(小麦粉)
	パン粉	1/8	0.07	7/10	
	小麦粉	1/12	0.01	1/10	
クロルピリホスメチル (28/100)	穀類調整品	1/13	0.40	1/5	2(小麦粉)*
	クラッカー	1/3	0.02	1/100	
	スナック	1/2	0.02	1/100	
	クッキー	2/5	0.09, 0.33	1/22, 1/6	
	ビスケット	4/15	0.02～0.08	1/100～1/25	
	パン粉	3/8	0.01～0.02	1/200～1/100	
	てんぷら粉	4/4	0.01～0.04	1/200～1/50	
	小麦粉	3/12	0.01～0.05	1/200～1/4	
	干しうどん	1/3	0.02	1/200	
	乾めん	1/1	0.01	1/200	
	干しそば	3/7	0.01～0.02	1/200～1/100	
	スナックめん	1/3	0.01	1/200	
	ホットケーキミックス	3/7	0.01～0.02	1/200～1/100	
マラチオン (17/100)	穀類調整品	2/13	0.02, 0.21	1/60, 1/6	1.2(小麦粉)
	クラッカー	1/3	0.02	1/60	
	スナック	1/2	0.01	1/120	
	クッキー	2/5	0.01, 0.21	1/120, 1/60	
	ビスケット	3/15	0.01～0.12	1/120～1/10	
	てんぷら粉	3/4	0.01～0.04	1/120～1/30	
	小麦粉	4/12	0.02～0.05	1/60～1/24	
	ホットケーキミックス	1/7	0.02	1/60	
フェニトロチオン (4/100)	ビスケット	3/15	0.07, 0.11	1/14, 1/9	1.0(小麦粉) 1.0(そば)
	てんぷら粉	1/12	0.02	1/50	
	干しそば	1/7	0.01	1/100	
ピリミホスメチル (11/100)	穀類調整品	3/13	0.01～0.07	1/100～1/14	1.0(小麦粉)
	クラッカー	1/3	0.16	1/6	
	スナック	1/2	0.09	1/11	
	ビスケット	6/15	0.01～0.20	1/100～1/5	
銘柄（品目数）	穀類調整品(13) スパゲッティ(3) 乾めん(1) クラッカー(3) マカロニ(2) 干しそば(7) スナック(2) パスタ(2) 中華めん(3) クッキー(5) てんぷら粉(4) スナックめん(3) ビスケット(15) 小麦粉(12) ホットケーキミックス(7) パン粉(8) 干しうどん(3) 食パン(7) そうめん(1)				

*FAO/WHO設定の国際最大残留基準値

出所）東京都編：コンシューマーズブックレート1－東京都消費者センター調査－(1998)

示ガイドラインを制定し,「有機農産物」などの定義をつぎのように決めた。すなわち,ガイドラインでは,「有機農産物」を「化学合成農薬,化学肥料,化学合成土壌改良資材の使用を中止してから3年以上経過し,堆肥等による土づくりを行ったほ場において収穫されたもの」と定義した。また,1996年ガイドラインが改正され,無農薬,減農薬,減化学肥料により栽培された農作物を「特別栽培農産物」と定義した。

さらに,1997年12月に農林水産省はガイドラインを一部改正して,これまで基準のなかった米・麦にも対象を広げた。そして,日本は2000年1月に「有機農産物」の栽培方法についての基準を正式にJAS(日本農林規格)で定めた(表2.3.9)。同時に,生産(栽培)した田や畑が基準に合っていることを専門機関によって検査認証されなければならないことも定めている。この方法によって栽培されたものは「有機農産物」として,「有機」や「オーガニック」と表示できることにした。

なお,有機農産物などの栽培にあたっては,除虫菊乳剤といった天然物由来の農薬や生物農薬,およそ30種類の使用が認められている(表2.3.10)。

農産物の輸入自由化のなかで,輸入有機食品ブームつまりオーガニックブームといわれる現象も起きている。諸外国のオーガニック食品には,畜産品や加工食品も含まれているが,日本ではそれらについてまったく基準がなく,表示の考え方が決まっていない。このように現在は,有機農産物に関する表示の指針は国によって異なっている。しかし,今後貿易の自由化が進むなかで統一の動きが出てくると考えられる。

表2.3.9 有機農産物の表示方法

区　分	基　　　準
表示の方法	1　次の例のいずれかにより記載すること。 　(1)「有機農産物」 　(2)「有機栽培農産物」 　(3)「有機農産物○○」又は「○○（有機農産物）」 　(4)「有機栽培農産物○○」又は「○○（有機栽培農産物）」 　(5)「有機栽培○○」又は「○○（有機栽培）」 　(6)「有機○○」又は「○○（有機）」 　(7)「オーガニック○○」又は「○○（オーガニック）」 　(注)「○○」には，その一般的な農産物の名称を記載すること。 2　前項の規定にかかわらず採取場において採取された農産物にあっては前項の(1)，(3)，(6)及び(7)の例のいずれかにより記載し，転換期間中のほ場において生産されたものにあっては前項に定めるところにより記載する名称の前又は後に「転換期間中」と記載すること。

表2.3.10 有機農産物栽培で認められている農薬

肥料および土壌改良資材	基　　　準
農産物およびその残さに由来する堆肥	化学的に合成された物質を添加していないものであること。
家畜および家禽排泄物に由来する堆肥	化学的に合成された物質を添加していないものであること。
食品製造業に由来する堆肥	化学的に合成された物質を添加していないものであること。
生ごみに由来する堆肥	化学的に合成された物質を添加していないものであること。
バーク堆肥	化学的に合成された物質を添加していないものであること。
魚かす粉末	化学的に合成された物質を添加していないものであること。
なたね油かすおよびその粉末	化学的に合成された物質を添加していないものであること。
米ぬか油かすおよびその粉末	化学的に合成された物質を添加していないものであること。
大豆油かすおよびその粉末	化学的に合成された物質を添加していないものであること。
蒸製骨粉	化学的に合成された物質を添加していないものであること。
窒素質グアノ	化学的に合成された物質を添加していないものであること。
乾燥藻およびその粉末	化学的に合成された物質を添加していないものであること。
草木灰	化学的に合成された物質を添加していないものであること。
炭酸カルシウム肥料	天然鉱石を粉砕したもの（苦土炭酸カルシウムを含む。）であること。
貝化石肥料	化学的に合成された苦土肥料を添加していないものであること。
塩化加里	天然鉱石を粉砕又は水洗精製したもの及び天然かん水から回収したものであること。

2 輸入食品とポストハーベスト農薬および食品添加物

2.1 ポストハーベスト農薬

日本は多くの農作物を外国から輸入している。この長距離輸送のために、ポストハーベスト農薬が使用されている。ポストハーベスト農薬とは、農作物の腐敗・虫害・発芽などを防止し、保管性や輸送性を高めるために、収穫（ハーベスト）後（ポスト）に使用される農薬のことをいう。アメリカでは約60品目が許可、世界では約80品目が使用されている。

日本では食品衛生法により原則は禁止であるが、厚生省は殺菌剤だけを禁止としている。したがって、国産の農作物にはポストハーベスト農薬は使用されていない。

よく洗わないで輸入ミカンの皮にコクゾウムシを乗せたら30分後に10匹全部死亡した。この事例のように輸入食品を日本人は摂取エネルギーの50%を占める範囲で摂取している。ポストハーベスト農薬の問題解決策として遺伝子組換え作物が登場してきた。

ポストハーベスト農薬の種類および毒性について、表2.3.11および表2.3.12に示した。

表2.3.11などの化学物質で処理されており表面に残留性が高く、洗っても落ちないものもある。もっとも深刻なものは、ジャガイモの輸送中の発芽を抑制する方法として放射線が用いられていることである。発芽を防ぐためにコバルト60という放射線を照射して日本へ送り出しているという。当然、アメリカ国民の食べるジャガイモはその必要はない。この放射線による成分変化が人体に及ぼす影響はいまだ不明である。

2.2 食品添加物

現代人の食生活において、長期間保存のきく加工食品は必要不可欠である。とくに海外から輸入される食品は保存性を高める食品添加物が多く含まれている。食品添加物は食品の主成分を維持して長持ちさせる目的の化学物質で加工食品にはかかせないものである。日本で許可されている合成食品添加物について（表2.3.13）に示した。1991年7月より全面的に表示されることになっている。

しかし、アメリカや欧州は基準が甘く、外国で加工された食品はそのまま輸入されてくる。もちろん、再検査は缶詰め、腸詰めやびん詰めは全部あけて検査しないのでそのまま海外の基準で輸入され日本人の口に入る。唯一、自給自足確保を前提にしている主食の米でさえ、何年かすると輸入しないと不足する事態である。数年前に米不足でタイから輸入したタイ米を不味いといって廃棄した日本国民に明日はないと考えられる。

表2.3.11　ポストハーベスト農薬

フェニトロチオン（殺虫剤）：小麦，米，大豆
ベノミル（殺菌剤）：バナナ
イマザリル（殺菌剤）：レモン，オレンジ
臭化メチル（殺虫燻蒸剤）：柑橘類
オルトフェニルフェノール（防カビ剤）：柑橘類
パラチオンメチル（殺虫剤）：柑橘類
ダミノジット（食品成長抑制剤）：ピーナッツ
クロルプロファム（発芽防止剤）：ジャガイモ
2,4-D（除草剤）：柑橘類
マラチオン（殺虫剤）：穀物類

表2.3.12　主なポストハーベスト農薬の毒性

農薬名	毒性
TBZ	催奇形性
イマザリル	遺伝毒性
ベノミル	催奇形性
2,4-D	催奇形性
CNA	皮膚障害
チオファネートメチル	催奇形性
トリアジメホン	皮膚障害
マラチオン	発がん疑惑
クロルピリホスメチル	神経毒性
フェニトロチオン	神経毒性
ピリミホスメチル	神経毒性
CIPC	発がん疑惑
DDVP	神経毒性

出所）表2.3.4に同じ。

表2.3.13　合成食品添加物の用途別品目数

用途分類	品目数	説明	例
調味料	24	食品にうま味を与えるもの	L-グルタミン酸ナトリウム 5'-イノシン酸ナトリウム
甘味料	5	食品に甘味を与えるもの	サッカリンナトリウム D-ソルビット
酸味料	12	食品に酸味を与えるもの	酢酸，クエン酸素
強化剤	61	食品の栄養素を強化するもの	L-アスコルビン酸 炭酸カルシウム
保存料	13	カビや細菌などの発育を抑制し，食品を保存するもの	安息香，ソルビン酸
防カビ剤	4	柑橘類等のカビ防止に使用するもの	オルトフェニルフェノール ジフェニル，イマザリル
殺菌料	4	細菌などを殺し，食品の保存や飲料水を消毒するもの	サラシ粉 次亜塩素酸ナトリウム
酸化防止剤	10	油脂などの酸敗を防ぐもの	エリゾルビン酸 シブチルヒドロキシトルエン
香料	95	食品に香りを与えるもの	酢酸エチル，ビベロナール
着色料	20	食品を着色するもの	食用黄色4号 β-カロテン
発色剤	5	肉類の鮮紅色を保持するもの	亜硝酸ナトリウム 硝酸ナトリウム
漂白剤	7	食品を漂白するもの	亜硫酸ナトリウム 二酸化硫黄
小麦粉処理剤	4	小麦粉の漂白を行い，熟成を促進し，品質を改良するもの	過酸化ベンゾイル 臭素酸カリウム
乳化剤	4	水と油のように互いに混和しないものを均一に乳化させるもの	グリセリン脂肪酸エステル ショ糖脂肪酸エステル
増粘剤（安定剤，ゲル化剤，糊料）	10	食品になめらかな感じや粘り気を与えるもの	アルギン酸ナトリウム メチルセルロース
被膜剤	4	果実などの表皮に薄い被膜を作り，保存性をよくするもの	オレイン酸ナトリウム 酢酸ビニル樹脂
ガムベース	4	チューインガムの基礎に用いるもの	エステルガム
膨張剤	10	パンなどにふくらみを与える目的で使用するもの	焼アンモニウムミョウバン 炭酸水素ナトリウム
粘着剤	8	肉の保水性を高め，粘着性をよくするもの	ピロリン酸カリウム
醸造用剤	7	清酒などの醸造食品の製造に使用するもの	硝酸カリウム
その他の食品添加物	39	その他の食品の製造に使用するもの	水酸化ナトリウム D-マンニット

出所）小若順一：暮らしの安全白書，学陽書房（1992）

3 遺伝子組換え食品

全世界の人口は現在（2000年），約58億人といわれており，毎年1億人ずつ増えており，2050年には100億人になるとみられている。

しかしながら，この人口増加に伴って穀物を生産しなければならない耕地は毎年減少しており，2030年頃には顕著に生産量が需要量を下回ると予想され，21世紀には食糧危機がくるといわれている。

この食糧危機を救う一つに，遺伝子組換え農作物があるとされている。すなわち，従来の農作物の育種による品種改良では，異なった作物間での交配ができず，よりよい品種を作るのに時間がかかった。それに比べて遺伝子組換え技術を利用すれば，目的とする品種を短期間に作ることができ，農薬をも減らし，さらに作物の生産コストを抑制することもできるなどの利点があるとされている。一方では，食品として利用する場合，その安全性などに不安がある。安全性・表示などついて解説する。

3.1 遺伝子組換え食品

遺伝子組換えとは，ある特定の生物の遺伝子（DNA：deoxyribonucleic acid：デオキシリボ核酸）を，バクテリアや植物・動物などから制限酵素という"ハサミ"を使って切り出し，この遺伝子を大腸菌などの核外遺伝子に連結酵素という"ノリ"でつなげて組み込み，この遺伝子を新細胞内で増殖させ最初の遺伝子がもっていた遺伝情報を発現させることをいう。このメカニズムを図2.3.3に示した。この技術は最初は医薬品に応用され，大腸菌によるインターフェロン，インスリンの合成などで成功した。

その後この技術は農業・食品分野に広く利用されるようになった。近年食品分野への利用として，注目を浴びているのが遺伝子組換え食品である。従来の交配による品種改良との比較を図2.3.4に示した。

遺伝子組換え食品とは，この技術を利用して，特定の強力な除草剤に強い遺伝子や害虫が食べると死んでしまう毒性の強い遺伝子を組み込ませて，除草剤に強く（除草剤耐性，図2.3.5）害虫に強い（殺虫性，図2.3.5）農作物を作り，それを利用して食品としたものをいう。

現在（2000年）日本でその使用が許可されているものは，ダイズ，ナタネ，トウモロコシ，ワタ，ジャガイモ，トマト，テンサイの七作物で，29品目が承認されている。主なものを表2.3.14および表2.3.27に示した。

開発国は，アメリカ，カナダ，ベルギー，ドイツなどである。日本でも，イネ，果実，花などで研究開発が進んでいるが，まだ実際に作られた農作物は市場には出回っていない。

遺伝子組換え農作物を原料として作られた加工食品は，すでに食卓にのぼ

制限酵素と連結酵素 制限酵素とは，DNAを切断する働きをもつ酵素である。特定の配列を特定の位置で切断する制限酵素は，組み換えDNAの実験に使われる。連結酵素はDNAをつなぐ働きをもつ酵素である。

酵素は生体内における化学反応を促進させる働きをもつ触媒であり，生体内触媒ともいわれている。化学的にはタンパク質である。

触媒とは，化学反応を促進させるのに微量で働き，自らは何の変化もしない物質をいう。

遺伝子と核外遺伝子 遺伝子は細胞の核の染色体上にあり，遺伝情報を担っている物質である。化学構造はアデニンとチミン，グアニンとシトシンの塩基で対をつくり，二本のDNA鎖が二重ラセン構造をつくっている（1940年にワトソンとクリックによって発見された）。

染色体外に小さな環状のDNA片をもっているものがある。これを核外遺伝子（プラミド）といい，取り出しやすいので，遺伝子組換え技術に利用される。

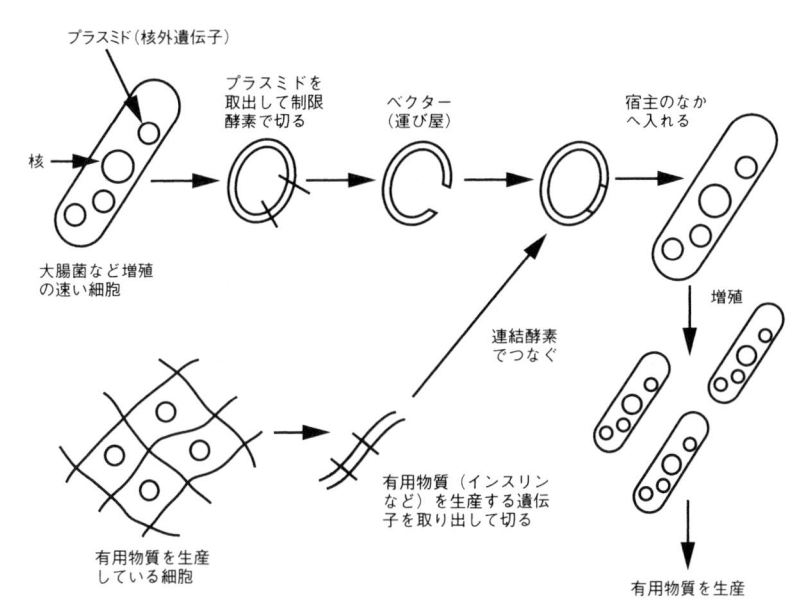

図2.3.3 遺伝子組換え技術

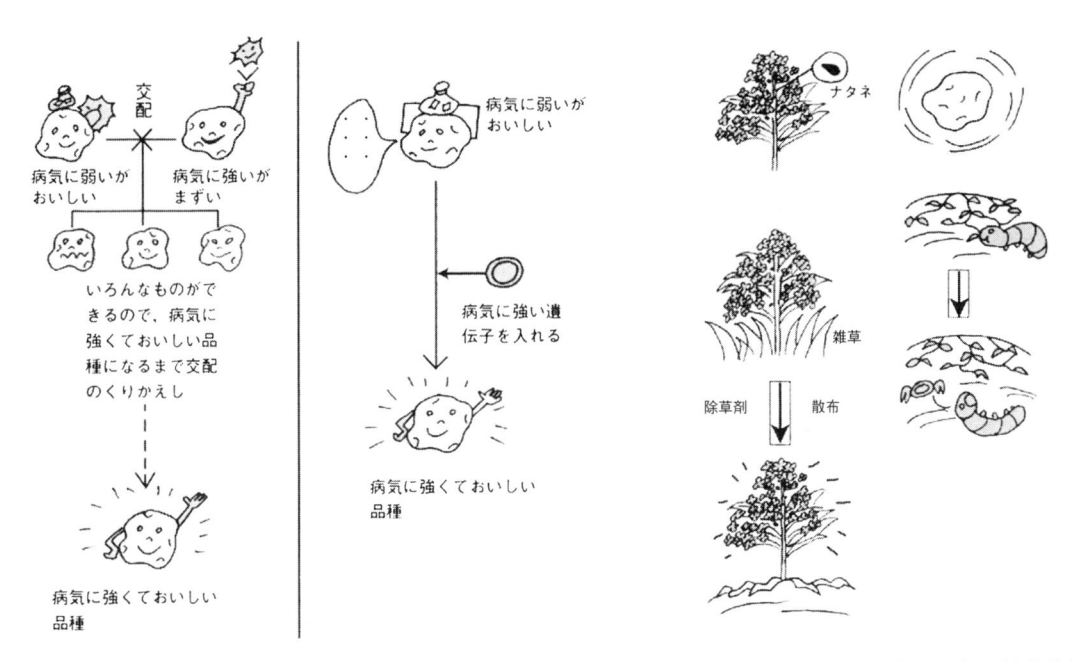

図2.3.4 交配による品種改良と組換えDNAによる品種改良

図2.3.5 除草剤耐性農作物，殺虫性農作物

っていると予想されるものを表2.3.15に示した。そのまま食べるものとしてのジャガイモは，冷凍食品やでんぷんなどとして輸入されている。加工食品に主原料として用いるものとして，ダイズは豆腐，しょう油，食用油，ナタネは食用油，トウモロコシはコーンスターチなどがある。

3.2 安全性

遺伝子組換え食品の安全性については，組み換えられた遺伝子，またはその過程で用いられるものが人体内や環境にどのような影響を与えるかわからないという不安がある。現実には，環境の影響について，ミツバチが短命になったり学習障害を起こしたりしている。また，害虫だけでなく益虫も死ぬなど生態系に影響が出始めている。

人体への影響として，アレルギーを引き起こすのではないかという不安や，昆虫だけが死ぬというBt（バチルス・チューリンゲンシス）殺虫毒素は，人間には影響はないだろうかという不安などがある。

このような不安に対して，厚生省は「組み換え遺伝子技術応用食品・食品添加物の安全性指針」により認可しているので安全だとしている。さらに，遺伝子組換え食品を輸入・製造する業者に，2001年4月から食品衛生法に基づく国の安全性審査を義務づけることにした。食品衛生調査会議事録や食品の安全性評価に関する具体的内容などを紹介したQ＆Aをホームページ（http://www.mhw.go.jp）に掲載している。

3.3 表示

遺伝子組換え食品への表示義務づけは，消費者が食品を選ぶ際の参考となる情報提供という視点からも重要である。アメリカでは，害虫への抵抗力を高めた遺伝子組換え作物には，農薬使用を減らせて，生産コスト抑制につながる利点があるとして，この作物の栽培を推進している。このような考え方により，義務表示は，変化した組成のみとしている。EU（ヨーロッパ連合）では，加工工程後も組み換えられた遺伝子またはこれによって生じたタンパク質が存在している場合は義務表示としている。

3.4 表示方法

日本では，農水省が1999年8月に三つの表示区分を以下のように決めた（表2.3.16）。

① 組換え作物が使われているのが明白な場合（例：高オレイン酸大豆油）
―遺伝子組換え(三食品)―

② 組換え原料を含むが，混入率がはっきりしない場合―遺伝子組換え不分別(24品目)―

③ 組換え原料の混入率が重量％で5％未満であるか，組換え原料を含んでいない場合―遺伝子組み換えではないとする。

3 食と化学物質

表2.3.14 日本で許可されている遺伝子組換え作物

1996年8月：第一次確認答申済み			1997年5月：第二次確認答申済み		
品種	開発企業	特徴	品種	開発企業	特徴
大豆	モンサント	除草剤耐性	トウモロコシ	モンサント	害虫抵抗性
ナタネ	モンサント	除草剤耐性	ジャガイモ	モンサント	害虫抵抗性
ジャガイモ	モンサント	害虫抵抗性	ワタ	モンサント	害虫抵抗性
トウモロコシ	モンサント	害虫抵抗性	トウモロコシ	アグレボ	除草剤耐性
ナタネ	モンサント	除草剤耐性	ナタネ	PGS	除草剤耐性
ナタネ	アグレボ	除草剤耐性 雄生不捻	ナタネ	PGS	除草剤耐性
トウモロコシ	チバガイギー	害虫抵抗性	ナタネ	PGS	除草剤耐性
			αアミラーゼ	ノボルディスク	老化防止剤

表2.3.15 遺伝子組換え作物を利用した食品例

遺伝子組換えによってもたらされた性質	作物の種類	食品
除草剤耐性 殺虫性	ダイズ ナタネ ジャガイモ トウモロコシ	食物油，飼料，豆腐など 食物油，肥料など フライドポテトなど 飼料，コーンスターチなど
除草剤耐性 殺虫性	ナタネ トウモロコシ ワタ ジャガイモ トウモロコシ	食物油，肥料など 飼料，コーンスターチなど 食用油 フライドポテトなど 飼料，コーンスターチなど
除草剤耐性	ワタ ナタネ トマト	食用油 食物油，肥料など 生食用のみ

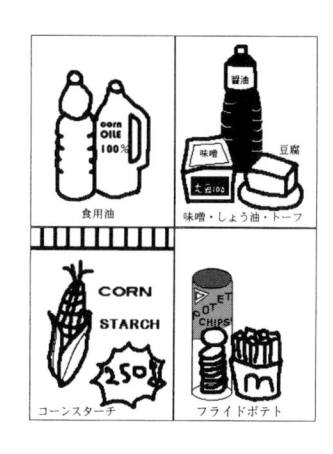

表2.3.16 遺伝子組換え食品の表示案

表示	品目	理由
遺伝子組換え	高オレイン酸大豆（組換え技術による高栄養価大豆）とその大豆油などの製品	組換え作物・原料を使っているため
遺伝子組換え不分別	大豆，枝豆，大豆モヤシ，トウモロコシ，ジャガイモ，豆腐・豆腐加工品，凍り豆腐，煮豆，納豆，大豆缶詰，きなこ，いり豆，みそ，おから，ゆば，豆乳，コーンスナック，ポップコーン，冷凍・缶詰トウモロコシとそれらを主原料とする食品，大豆粉・コーンスターチ・コーンフラワーが主原料の食品，食物たんぱくを主原料とする食品	組換えと非組換え作物・原料を分別しておらず，組換え作物・原料が混入している可能性がある場合
表示しないか，任意で組換え食品でないなどと表示する		組換え作物・原料を使っていないことが明らかな場合
表示しない	大豆粉，コーンスターチ・コーンフラワーなど	組換え原料の検出は可能だが，消費者向けには販売されていないため
	しょうゆ，大豆油，コーンフレーク，水あめ，コーン油，菜種油，マッシュポテト，冷凍・缶詰・レトルトのジャガイモなど	組換え原料の検出が不可能なため

①と②の食品は義務表示で，③は任意表示である。

また，表示の位置は，パッケージの目立つところに「遺伝子組換えでない」というように表示されるものがほとんどとなると思われるが，表示すると販売が不利になる「不分別」は，原材料の欄に「大豆（遺伝子組換え不分別）」などと書かれることになるだろう。したがって，食品を購入するときは，表示を確認することが大切になってくる。

日本（農水省）では，2001年4月から，ダイズ，トウモロコシ，ジャガイモの三作物，28品目について義務表示を決めた。すなわち，「遺伝子組換え」の表示が義務づけられている食品（表 2.3.17），「遺伝子組換え」か「遺伝子組換え不分別」表示が義務づけられている食品（表 2.3.19）である。精製や発酵などで事後検証が不能なしょう油や油脂は表示対象外（表 2.3.18）である。

このほか中間製品や飼料・新JAS法の対象外の酒類も対象から外れた。農水省はおおむね5年ごとに表示対象品目を見直すこととしている。

3.5 組換え食品の避け方

日本で認められている遺伝子組換え作物は，ダイズ，トウモロコシ，ジャガイモ，ナタネ，ワタ，トマト，テンサイ（砂糖大根）の七作物である。日本国内では現在（2000年）栽培されていない。したがって，これら7品目は，海外からの輸入作物ということになるので，まず，輸入作物に注意する。しかし，輸入されているダイズ，トウモロコシ，ジャガイモ，ナタネ，ワタのすべてが遺伝子組み換えがされているわけではないので，以下のことに注意すれば，組換え食品の大半を避けることができる。

① 「不使用」表示の食品を探す（図 2.3.6）
② 「国産」の表示を選ぶ（図 2.3.7）
  （国産原料だけの食品なら安心）
③ 「有機」という表示の食品を選ぶ（図 2.3.8）
  （国際ルールや国内ルールでも，遺伝子組換えは認められていない）
④ 遺伝子組換え5作物の入っていない食品を選ぶ
  （たとえば，大豆油やコーン油を避け，遺伝子組換え作物が実用化されていないオリーブ油やごま油にする）

「国産」や「有機」はニセモノがあるので注意する必要がある。

なお，遺伝子組換え食品を理解するためには，多くの正しい情報を整理し，理解することにある。そして「毎日自分が食べている食品がどこで生産され，そしてなぜそれを食べても安全だと判断しているのかなど」を，わたしたち一人ひとりが真剣に考えることも大切ではないだろうか。

表2.3.17　「遺伝子組換え」表示が義務づけられる食品

1　高オレイン酸大豆
2　高オレイン酸大豆の製品
3　高オレイン酸大豆油

表2.3.18　表示義務のない食品16品目

1　しょう油
2　大豆油
3　コーンフレーク
4　水飴
5　異性化液糖
6　デキストリン
7　コーン油
8　ナタネ油
9　綿実油
10　マッシュポテト
11　ジャガイモでんぷん
12　ポテトフレーク
13　冷凍ジャガイモ製品
14　缶詰ジャガイモ製品
15　レトルトのジャガイモ製品
16　冷凍・缶詰・レトルトのジャガイモを主な原材料とする食品

表2.3.19　「遺伝子組換え」か「遺伝子組換え不分別」表示が義務づけられる食品

1　豆腐・油揚げ類
2　凍豆腐，おから，ゆば
3　納　豆
4　豆乳類
5　味　噌
6　大豆煮豆
7　大豆缶詰・瓶詰
8　きな粉
9　いり豆
10　1～9を主な原材料とする食品
11　大豆を主な原材料とする食品
12　大豆粉を主な原材料とする食品
13　大豆たん白を主な原材料とする食品
14　枝豆を主な原材料とする食品
15　大豆もやしを主な原材料とする食品
16　コーンスナック菓子
17　コーンスターチ
18　ポップコーン
19　冷凍トウモロコシ
20　トウモロコシ缶詰・瓶詰
21　コーンフラワーを主な原材料とする食品
22　コーングリッツを主な原材料とする食品
　　（コーンフレークを除く）
23　生食トウモロコシを主な原材料とする食品
24　16～23を主な原材料とする食品

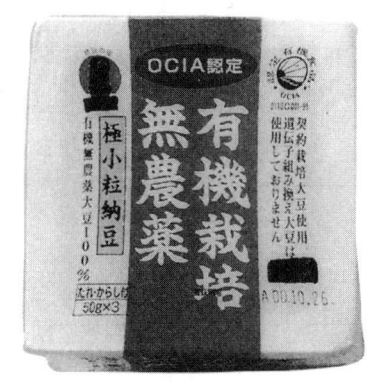

図2.3.6　「遺伝子組換え大豆を使用していない」と表示

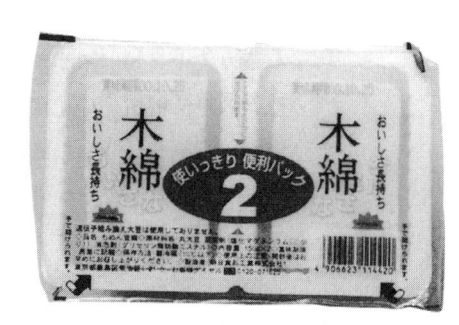

図2.3.7　「国産」と表示

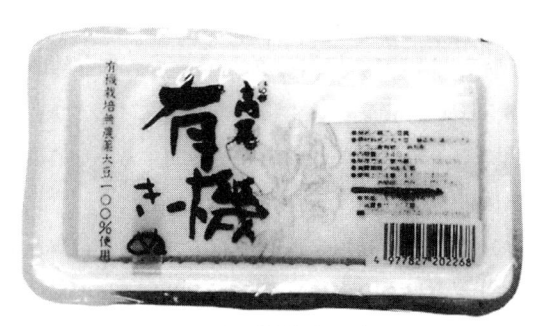

図2.3.8　「有機」と表示

4 食品中の化学物質

食品中にはいろいろな化学物質が含まれている。そのなかでも生理活性があり，身体にとって有益な化学物質についてとりあげる。

具体的には，活性酸素を阻害するポリフェノール，抗がん作用・抗酸化作用などがあるカテキン類，生活習慣病の予防になる不飽和脂肪酸，虫歯の抑制になるキシリトール，整腸効果のある食物繊維について解説する。

4.1 ポリフェノール

ポリフェノールは活性酸素を阻害し血液をサラサラにする作用がある。

ブドウの実と皮に含まれており（図 2.3.9），赤ワインに多く含まれているのはそのためである。果肉には微量で，白ワインにポリフェノールが少ないのは当然のことといえる。

ポリフェノールはカカオの実に多く含まれている。カカオを原料とするチョコレートも活性酸素抑制食品としていくつかの商品が発売された（図 2.3.10）。甘さと高カロリーが問題となりあまり話題にならなかった。健康食品という範ちゅうにも入らなかった。

4.2 カテキン類

緑茶には種々の成分が含まれる（表 2.3.20）。主として，渋味成分として含有するカテキンが生体調節機能に有効であることが解明された。四種類ある茶カテキン類（図 2.3.11）のなかでエピガロカテキンが茶葉に50％含まれ，種々の生活習慣病の予防に役立つことが明らかにされた。ここでは，抗がん作用，抗酸化作用（動脈硬化防止作用），抗高血圧作用，抗菌作用などについて説明する。

◆ 発がん抑制効果

発がん物質（ニトロソグアニジン類）を投与されたマウスの十二指腸がんの研究ではカテキンを含む飲料水を摂取させるとがん細胞の増殖が抑制されることが判明している。また，発がん前駆物質を処理したマウスの実験においても緑茶熱水抽出物を与えると発がん率が38％から12％まで抑制された。

カテキンの発がん抑制の実験報告は皮膚・胃・食道・大腸・小腸・肺・肝臓・膀胱などの臓器で行われている。つぎに動物の肝細胞を培養した in vitro の実験系でがん化を起こす物質を作用させたとき，カテキンがイニシエーションとプロモーションの両過程を抑制するという報告もある。

◆ 糖尿病への効果

血液中の糖分の利用を促進するインスリンは膵臓のランゲルハンス島から分泌されるが，この作用は酸化的ストレスに弱く，現代人の食生活が身体を酸化させるのには耐えられないのが糖尿病増加の原因である。カテキンは活

イニシエーション（initiation） 発がんの二ステップのうち，最初にがん化するステップを起こさせるのをイニシエーターという。突然変異誘発物質の場合が多い。

プロモーション（promotion） 生物学的なものは，RNAポリメラーゼが転写を開始するために認識するDNA領域をいう。発がんプロモーターはがん化するさい，二段階説のうち，イニシエーターにつづいて起こる反応をつかさどる。

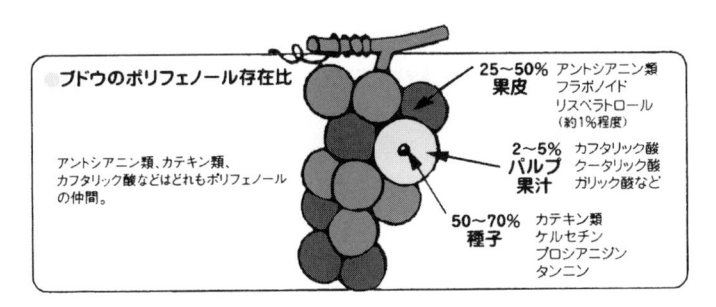

図2.3.9　ブドウのポリフェノールの比率

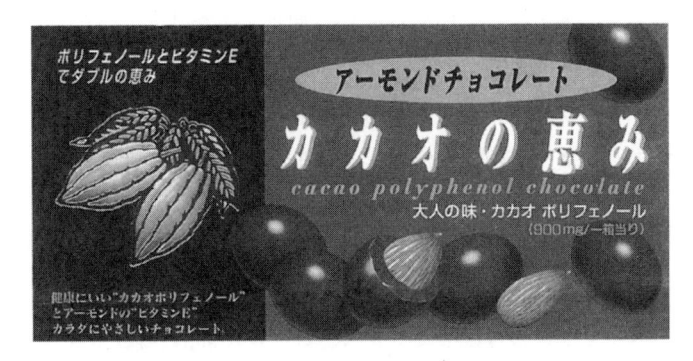

図2.3.10　ポリフェノールの含まれている商品

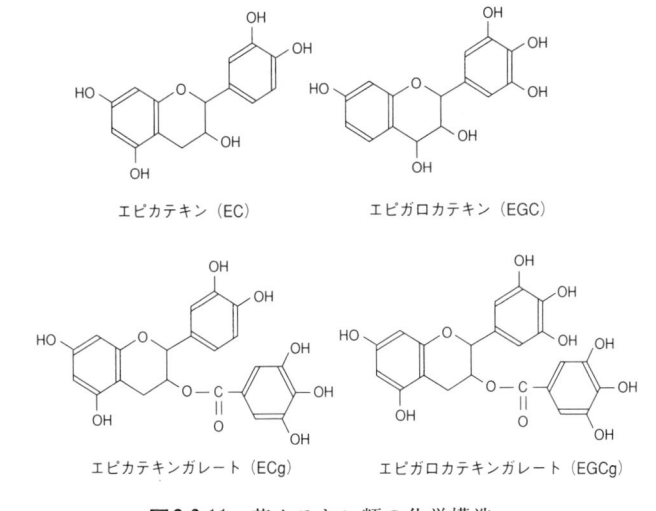

エピカテキン（EC）　　エピガロカテキン（EGC）

エピカテキンガレート（ECg）　　エピガロカテキンガレート（EGCg）

図2.3.11　茶カテキン類の化学構造

性酸素発生を阻害する効果をもち，高血圧などを抑制する抗酸化作用をもつ。その結果，高血糖ラットにカテキンや玉露・煎茶・番茶の熱水抽出物を投与したところ血糖値が正常値近くまで下がることがわかっている。

◆抗高血圧作用

アンギオテンシンという物質が高血圧症を引き起こしていることは古くから知られていることだが，この物質をさらにACE（アンギオテンシン変換酵素）が作用することで，血管収縮物質が生成され高血圧になる。カテキンはこの酵素ACEを阻害する作用があることから高血圧を抑制する物質として注目されている。血圧20 mmHgを低下させる能力が，わずか100g中に0.5gのカテキン添加飼料を10日間食するだけでよいという点は驚きである。

◆抗酸化作用

コレステロールが活性酸素の作用で悪玉コレステロールに変化し，マクロファージの貪食作用を受け血管内に蓄積し動脈硬化症，心不全，心筋梗塞，脳梗塞などが発症する（図2.3.12）。カテキンは，抗酸化作用が強くこの活性酸素を阻害して悪玉コレステロールの生成を抑制する。

高コレステロール食を与えたマウスに1週間カテキン含有食を与えた場合，マウスの糞便中にコレステロールが排出された。このことは消化管からのコレステロールの吸収が抑制されたと思われる。カテキンや緑茶がダイエットに効くというのはこの所以である。

◆抗菌作用

コレラ菌，O-157の細胞膜を破壊する作用がカテキン本体に認められ，黄色ブドウ球菌，腸炎ビブリオ，ボツリヌス菌，ウェルシュ菌などの食中毒原因菌に対しても抗菌効果が認められた。マウスを用いた腸内細菌へのカテキンの影響をみたところ善玉菌である乳酸菌（ビフィズス菌類など）には，影響を及ぼさず悪玉菌のみを殺菌している。

院内感染の原因菌であるMRSAに対しても単独では効力がないが，他製剤との併用で効果ありという報告がある。胃潰瘍の原因は消化器系に存在しているピロリ菌が疑われているが，この菌に対しても除菌作用が確認されている。

◆抗ウイルス作用

たばこ栽培農家では緑茶の抽出液が，たばこモザイクウイルスを死滅させることが有名である。また，カテキン入り飲料や緑茶でうがいをすると風邪の予防になるといわれているのは事実で，インフルエンザウイルスの増殖をカテキンが抑制するという報告もある。しかし，細胞のなかに入り込んだエイズウイルスなどへの影響は弱く，抗ウイルス効果にもバラツキが認められる。

アンギオテンシン レニン-アンギオテンシン系という昇圧物質（ペプチド）である。血中のアンギオテンシノーゲンが腎より溶出したレニンによって分解されてアンギオテンシンⅠができる。さらに変換されてアンギオテンシンⅡ，Ⅲができる。Ⅱ，Ⅲ体は強力な血圧上昇物質である。

マクロファージ 骨髄中の幹細胞で単核球に分化し貪食，大食細胞として活動する。細胞内に豊富なリソソーム酵素を有し，どのようなものでも溶かす。

O-157 大腸菌の一種。人間に存在する大腸菌ではなく牛の腸管に存在する。ウシには無害でも人体には，それがもつベロ毒素の影響で下痢，発熱を起こして，老人や子どもは死に至る場合もある。

表2.3.20 緑茶の成分とその生体調節機能

緑茶の成分	生体調節機能
カテキン類 （渋味成分）	発がん抑制作用, 抗腫瘍作用, 突然変異抑制作用, 抗酸化作用, 血中コレステロール低下作用, 血圧上昇抑制作用, 血小板凝集抑制作用, 血糖上昇抑制作用, 抗菌作用（食中毒予防）, 抗インフルエンザ作用, 虫歯予防作用, 口臭予防（脱臭作用）など
カフェイン	覚醒作用（疲労感や眠気の除去） 利尿作用, 強心作用
ビタミンC	ストレス解消, かぜの予防
カロテン	発がん抑制作用
γ-アミノ酪酸	血圧降下抑制作用
フラボノイド	血管壁強化, 口臭予防
多糖類	血糖低下作用
フッ素	虫歯予防
ビタミンE	抗酸化作用, 老化抑制
テアニン （旨味成分）	精神安定, リラックス カフェインの拮抗作用

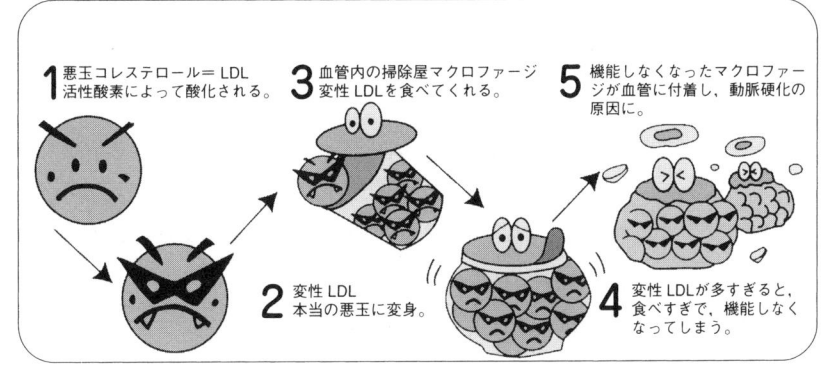

1 悪玉コレステロール＝LDL 活性酸素によって酸化される。
2 変性LDL 本当の悪玉に変身。
3 血管内の掃除屋マクロファージ 変性LDLを食べてくれる。
4 変性LDLが多すぎると, 食べすぎで, 機能しなくなってしまう。
5 機能しなくなったマクロファージが血管に付着し, 動脈硬化の原因に。

図2.3.12 動脈硬化のメカニズム

悪玉コレステロール LDL（低密度比重リポ蛋白質）コレステロールのことで, これが活性酸素により酸化されマクロファージに貪食された結果, 蓄積する。

善玉コレステロール HDL（高密度比重リポ蛋白質）コレステロールのことで, 血中HDL増加は冠状動脈疾患を減少させる。善玉コレステロールは抗高脂血症効果をもつ。

4.3 不飽和脂肪酸（EPA：エイコサペンタエン酸，DHA：ドコサヘキサエン酸）

EPAとDHAはいずれも不飽和脂肪酸の仲間で，エイコサペンタエン酸とドコサヘキサエン酸のことである。主に魚の油から抽出する。マグロ・ブリ・サバ・イワシに多く含まれる（表2.3.22）。タンパク源として牛肉などの飽和脂肪酸を多く摂取すると血液がどろどろになり血栓ができやすいが，青魚を食べると不飽和脂肪酸を多く摂取でき血液がサラサラになる。そこで，寿司を食べるなら，イクラやイカを食べるより青魚を食するほうが圧倒的に健康である。

生活習慣病の予防にはDHAやEPAが役に立つようである。ω6系（図2.3.13）のコーン油，オリーブ油とω3系（図2.3.14）のDHA，EPAの不飽和脂肪酸は人体にとって必須物質で両者をバランスよく摂取しなくてはならない。ひところDHAが頭を良くする薬としてもてはやされたが案外うそではない。なぜならば，DHAは脳細胞や網膜を構成する重要な成分であり白内障の予防やボケ防止の薬として開発が進んでいるからである。しかし，良いことばかりではない。飲みすぎると出血，発疹，胃潰瘍悪化，月経時出血，肝機能低下などが考えられる。

4.4 キシリトール

キシリトールは北欧フィンランドが生んだ最高の天然甘味料である。甘いものを食べると虫歯になるがキシリトールは噛めば噛むほど歯が丈夫になっていく。キシリトールは白樺や樫の木からとれるキシラン・ヘミセルロースを原料としており，ガムやキャンディーに含まれている（図2.3.15）。

キシリトールの虫歯抑制機序は以下のようである。

① 口腔内には人であれば誰でもミュータンス菌をもっている。
② ミュータンス菌は歯の回りの食べ残しや甘い糖分を食する。
③ 分解して歯垢をつくる。この歯垢がミュータンス菌の住処になる。
④ 歯垢中にミュータンス菌が増殖してくる。
⑤ 増殖したミュータンス菌が大量の酸をつくって歯にふりかける。
⑥ 歯のエナメル質が溶かされて虫歯になる。

以上の過程のうちキシリトールは，つぎの作用で虫歯を抑制する。

ミュータンス菌が糖分の変わりにキシリトールを摂取すると歯垢をつくる発酵作業ができない。つぎに酸ができないのでエナメル質は溶けない。さらにミュータンス菌がキシリトールを摂取し続けると通常の糖分が後で存在しても，菌自身の活性が落ちていてもう二度と酸ができなくなり，そのミュータンス菌は死亡する。つまり，キシリトールは虫歯発生を抑制するだけでなく予防もする。

ミュータンス菌 連鎖球菌の形をしている。ソルビットとマンニットを発酵してショ糖から非水溶性でかつ付着能を有するα-グルカンを産生する。その結果，発生した酸に歯のエナメル質が溶かされて虫歯になる。

3 食と化学物質

表2.3.21 おもな不飽和脂肪酸

慣用名（炭素数：二重結合数）	構造式（二重結合位置）	所　在
パルミトオレイン酸 (C_{16}：1)	$C_{16}H_{30}O_2$ ($n-7, \Delta^9$)	ほとんどすべての脂肪
オレイン酸 (C_{18}：1)	$C_{18}H_{34}O_2$ ($n-9, \Delta^9$)	もっとも共通な脂肪酸
ネルボン酸 (C_{24}：1)	$C_{24}H_{46}O_2$ ($n-9, \Delta^{15}$)	セレブロシド
リノール酸 (C_{18}：2)	$C_{18}H_{32}O_2$ ($n-6, \Delta^{9,12}$)	コーンオイル，大豆油，綿実油など多くの植物油
α-リノレン酸 (C_{18}：3)	$C_{18}H_{30}O_2$ ($n-3, \Delta^{9,12,15}$)	リノール酸とともに存在するが，とくに亜麻仁油
γ-リノレン酸 (C_{18}：3)	$C_{18}H_{30}O_2$ ($n-6, \Delta^{6,9,12}$)	動物体内の代謝中間体，植物にも含まれる
アラキドン酸 (C_{20}：4)	$C_{20}H_{32}O_2$ ($n-6, \Delta^{5,8,11,14}$)	リノール酸とともに存在するが，とくにピーナッツオイル，動物のリン脂質の重要成分
エイコサペンタエン酸[*1] (C_{20}：5)	$C_{20}H_{30}O_2$ ($n-3, \Delta^{5,8,11,14,17}$)	魚油
ドコサヘキサエン酸[*2] (C_{22}：6)	$C_{22}H_{32}O_2$ ($n-3, \Delta^{4,7,10,13,16,19}$)	魚油，脳内のリン脂質

[*1] 正式にはイコサペンタ酸という，慣用名はチムノドン酸。 [*2] 慣用名はセルボン酸

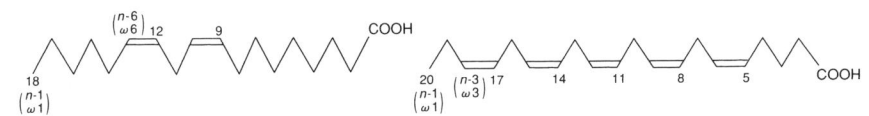

リノール酸 (n-6, ω6, 18:2, $\Delta^{9,12}$)　　　エイコサペンタエン酸 (n-3, ω3, 20:5, $\Delta^{5,8,11,14,17}$)

ω：不飽和脂肪酸の位置の表示

二重結合を表わすのに Δ（デルタ）や：（コロン）を用いる。その位置を表示するとき二つの方式がある。一つは，カルボン酸の炭素原子をNo.1としてカルボキシル基側から数える通常の方式と，逆にメチル基側から，メチル基炭素を n-1 あるいは，ω1 として表わす方式である。

図2.3.13 ω（オメガ）6系　　　**図2.3.14 ω3系**

表2.3.22 魚肉中のDHAの含有量　　　(100g中のmg)

食品名	マグロ	ブリ	サバ	サンマ	ウナギ	マイワシ	サケ	アジ	カツオ	イカ
DHA	2877	1785	1781	1398	1332	1136	820	748	310	152

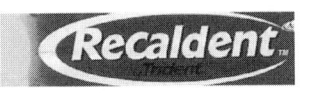

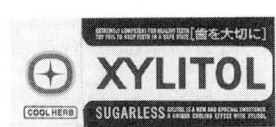

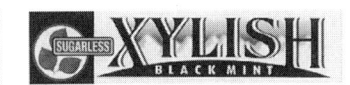

図2.3.15 キシリトールの入っている商品

4.5 食物繊維

食物繊維とは，人間の消化酵素で分解されない動植物食品中に含まれる難消化成分のことをいう。植物性食品中のセルロース，リグニン，ペクチンなど，動物性食品中のキチン，コラーゲンなど，多糖類誘導体のキトサンなどがある。

食物繊維（ダイエタリーファイバー）は，消化されないためエネルギーにはならないが，つぎのような有用性があり，医学的にも注目されるようになってきた。

① 満腹感を与え，エネルギーの過剰摂取を防ぐ。
② 腸内細菌を改善し，腸のぜん動運動を高めるなどの整腸効果がある。
③ 大腸がんを予防する。
④ 血中コレステロールの上昇を抑制する。
⑤ 体内に取り込まれたダイオキシン類を一緒に排出する作用がある。

食物繊維を多く含んでいる食品を表 2.3.23 に示した。食物繊維を多く摂取できる日本型食生活（畑の肉といわれる大豆製品—豆，みそ・しょう油—，米，魚を多くとり，全体的に低カロリー）が見直されている。

◆ β-グルカンを多く含むきのこ類

きのこ類は食物繊維の一種の β-グルカン（図 2.3.16）を多く含んでいるものが多い。この β-グルカンは免疫力を高めてがんの増殖を抑える効果がある。すでに，カワラタケからクレスチン，スエヒロタケからソニフィラン，シイタケからレンチナンという免疫療法剤が作られている。

免疫力が高まると，かぜをひきにくくなり，花粉症やアトピーといったアレルギー症状の改善にもつながる。β-グルカンはマイタケ，エノキタケ，ブナシメジ（図 2.3.17）などにも含まれている。干しシイタケは半分近くが β-グルカンを含む食物繊維である。食物繊維は高血圧や糖尿病といった生活習慣病を防ぐ有効な成分として注目されている。きのこの効用と主な成分を表 2.3.24 に示した。

近年，健康ブームにのり，人工栽培したきのこを干物として，また多少アレンジしてサプリメント（栄養補助食品：96ページ参照）として市販されているが，基本的には，食品として，そのままのきのこを上手に料理に活用して食べることが望ましい。そのとき，煮出し汁，戻し汁，傘や柄も合わせて使うようにする。

表2.3.23 食物繊維を多く含む食品　(g/100g)

☆葉菜・果菜類	パセリ(5.8), アシタバ(5.3), メキャベツ(5.2), オクラ(4.9), ブロッコリー(4.8)
☆根菜・茎菜類	ゴボウ(8.5), ニンニクの茎(8.4), ホースラディッシュ(7.5), タケノコ(3.2)
☆きのこ類	マツタケ(4.7), 生シイタケ(4.1), マイタケ(3.5), エノキタケ(3.2), ブナシメジ(3.0)
☆穀　　類	小麦胚芽(14.3), ライムギ(13.3), ライムギ粉(12.9), 小麦国産(10.3)
☆豆　　類	枝豆(10.1), グリーンピース(7.6), ソラマメ(4.4), サヤエンドウ(2.3)
☆果実類	キウイフルーツ(2.9), ネーブルオレンジ(1.7), ビワ(1.6), ナツミカン(1.6), アンズ(1.6)

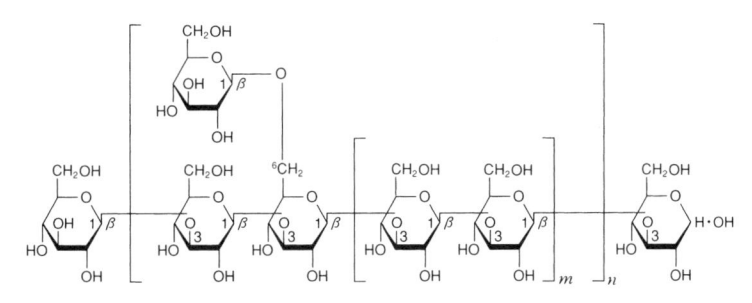

表2.3.24 きのこの効用と主な成分

効　用	主な成分
免疫力を高める	β-グルカン
体のサビを防ぐ（抗酸化作用）	タンパク質
抗ウィルス，肝炎改善作用	タンパク質
血圧降下作用	タンパク質
コレステロール低下作用	食物繊維
糖尿病予防作用	食物繊維
便通改善	食物繊維

繰り返し構造の m と n の値がきのこの種類によって異なる。
出所）水野：化学と生物(1983)

図2.3.16　β-(1→6)分岐したβ-(1→3)-D-グルカンの構造式

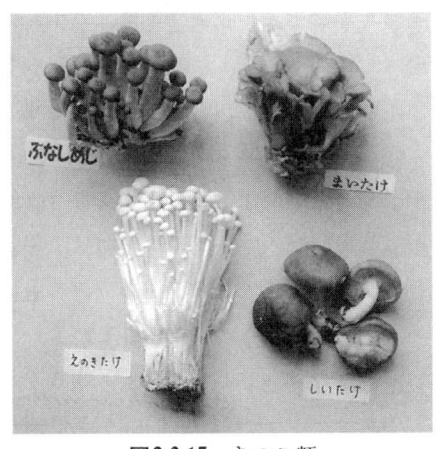

図2.3.17　きのこ類

5 おいしい水・安全な水・ミネラルウォータ

わたしたちの体内には，成人で約60%，新生児で約80%の水分がある。この体内の水分を維持し，生命活動を行うために一日2.5 l の水が必要だとされている。体内で作り出される水は約0.5 l なので，一日に外部から体内に 2 l の水を補給しなければならない。この多くは飲料水として飲んでいる。

ひと昔前までは，水は安全で，飲料水として水を買うことはなかった。しかし，最近では，デパートやスーパーマーケットなどの店頭には，さまざまなミネラルウォータが並び，多くの人びとは水を買っている（49ページ）。

この背景には，水道水がおいしくない（カルキ臭など），不安である（発がん物質であるトリハロメタン）など，また健康志向，災害用の備蓄などがあげられる。

おいしい水，安全な水，ミネラルウォータなどについて解説する。

5.1 おいしい水

1985年に厚生省の「おいしい水研究会」では，おいしい水の条件を表2.3.25のように作成した。これによると，蒸発残留物，硬度，遊離炭酸，過マンガン酸カリウム消費量，臭気，残留塩素が適量（各項目に含まれている量が決められている）に含まれており，水温は20℃以下がおいしい水であるとしている。

すなわち，水のなかに適量のミネラル（無機物）のカルシウムやマグネシウムを含み，二酸化炭素が溶けていて，塩素などのにおいやカビ臭などの悪臭がなく，汚染されていない水ということになる。

ミネラルの量を表わす硬度とは，カルシウムとマグネシウムの量を炭酸カルシウム量に換算し，1 l 中のmg数で表わしたものである。

また，硬度200以上を硬水，100以下を軟水という。

日本の水は硬度20～80のものが多く軟水である。これは緑茶のなかのテアニンやグルタミン酸などの甘味・うま味成分の溶出に適しており，日本人の多くが緑茶を好むのは水とのかかわりが深い。一方，ヨーロッパの水は硬度200～400のものが多く硬水である。この水はコーヒー中のタンニン系の苦味成分の溶出を押さえるのに役立っている。

なお，硬水も煮沸すると硬度を下げることができる。カルシウムとマグネシウムの含量比が 3：1 または 4：1 が最適という人が多い。

5.2 ミネラルウォータ

日本はかつては"水清き，水のおいしい国"とされていた。しかし，1986年以降，多くの人が飲み水（水道水）に不安を感じ，水がおいしくないと感じ，ミネラルウォータを購入するようになってきて，その量は年々増加して

カルキ臭 水道水の殺菌剤として用いられている塩素ガスの刺激臭のことをいう。カルキはドイツ語のKalk（石灰）を語源とするさらし粉（殺菌剤）の俗称である。

カルキ臭は水道水を汲み置きしたり，沸騰させることにより，また家庭用浄水器で取り除くことができる。

テアニン・タンニン系 広く植物界に存在し，主にお茶などの旨味や渋味をつくっている物質である。テアニンはグルタミン酸エチルアミドであり，お茶の旨味成分の一つである。タンニンはお茶や柿の渋味成分であり，水溶液は酸性である。タンパク質やゼラチンを水に溶けない物質に変える。

3　食と化学物質

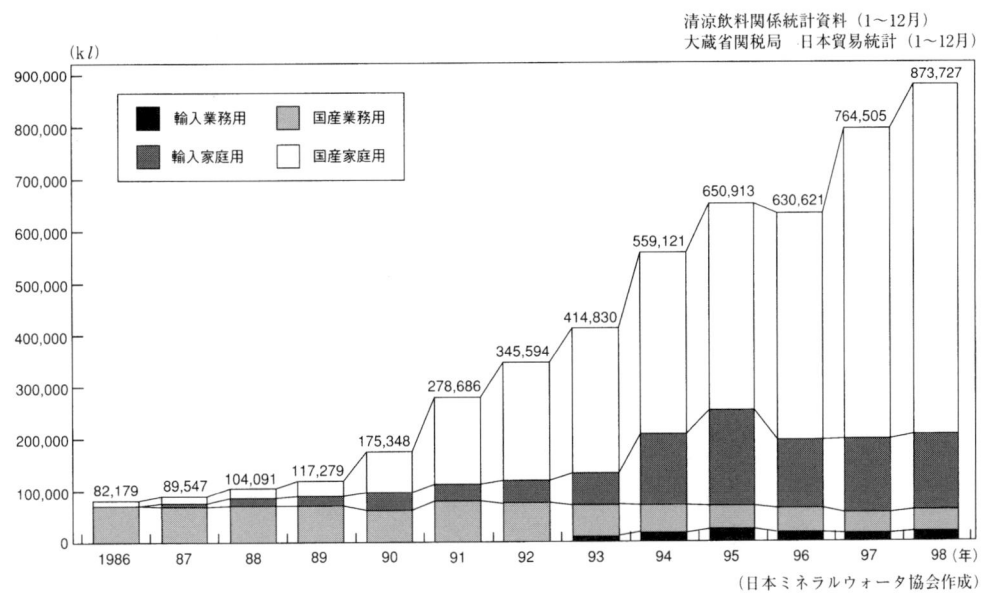

清涼飲料関係統計資料（1〜12月）
大蔵省関税局　日本貿易統計（1〜12月）

図2.3.18　ミネラルウォータの消費構造の変遷

（日本ミネラルウォータ協会作成）

表2.3.25　おいしい水の条件

水質項目	おいしい水の条件	水質基準	摘　　要
蒸発残留物	30〜200 mg/l	500 mg/l	主にミネラルの含有量を示し，量が多いと苦味，渋味が増し，適度に含まれるとこくのあるまろやかな味がする。
硬　度	10〜100 mg/l	300 mg/l 以下	ミネラルの中で量的に多いカルシウム，マグネシウムの含有量を示し，硬度の低い水はくせがなく，高いと好き嫌いがでる。カルシウムに比べてマグネシウムの多い水は苦味を増す。
遊離炭酸	3〜30 mg/l	基準無し	水にさわやかな味を与えるが，多いと刺激が強くなる。
過マンガン酸カリウム消費量	3 mg/l 以下	10 mg/l 以下	有機物量を示し，多いと渋味をつけ，多量に含むと塩素の消費量に影響して水の味を損なう。
臭気度	3以下	異常でないこと	水源の状況により，様々な臭いがつくと不快な味がする。
残留塩素	0.4 mg/l 以下	0.1 mg/l 以上	水にカルキ臭を与え，濃度が高いと水の味をまずくする。
水　温	最適20℃ 以下	基準無し	夏に水温が高くなると，あまりおいしくないと感じられる。冷やすことによりおいしく飲める。

出所）厚生省「おいしい水研究会」（1985年4月24日）による。

いる（図 2.3.18）。

ミネラルウォータとは，ミネラル，主にカルシウム，マグネシウムを含んでいる水をいう。

ミネラルウォータには，特定の水源から採水されたままのナチュラルウォータと，地下で移動中または滞留中に地層中に無機塩類が溶解したナチュラルミネラルウォータなどがあり，日本のミネラルウォータの94.4%は後者のものである。ミネラルウォータは，気候，気象，地質，地形などによってその成分は異なっている。日本ではその表示事項（品名，原材料名，内容量，賞味期限など）は，品質表示ガイドラインの食品衛生法などによって決まっている。

◆ニアウォータ

ニアウォータとは，薄味，あっさり味，低カロリー，一部に栄養補給を訴求したサプリメント（96ページ参照）タイプのもので「水に近い」（near water），500 mlペットボトル入り飲料のことをいう。近年，若者に人気のある水である。

5.3 安全な水

わたしたちが日常飲んでいる水（水道水）は，河川などの源水を浄水場で浄化処理し，「水道水の水質基準」に適合したものを，給水・配水し，各家庭に送られてきているものである。

浄水場で浄化処理される方法の一例を図 2.3.19に示した。最近では，河川などの源水の汚れがひどい場所では，オゾンと生物活性炭を利用した高度処理が行われている（図 2.3.20）。しかし，オゾンの発生装置が高価なため，現在では東京や大阪の一部でしか実施されていない。

水質基準は1957年に作られたが，1992年に大幅な見直しが行われた。新しい基準は，①法律に基づき遵守義務のある「基準項目」(46)，②おいしい水を供給するための「快適水質項目」(13)，③将来に向けて監視することが望ましい(26)の三つに分けられている（巻末資料）。

従来の水質基準が①の項目を中心としたものであったのに比べ，②，③の項目を追加し，より水道水の質の向上と安全への監視を高めたものとなっている。とくに③の監視項目は，現在のところ水道水中の検出状況はきわめて低いレベルにあるが，将来的には検出レベルが上昇することが予想されるため，その検出状況を監視していくことが望ましいとされているものである。

このように，水道水の安全性については，多くのチェックがされている。反面，水道水源の河川などが環境破壊の影響で汚染され，水道水の一部は化学物質（トリハロメタン，ダイオキシンなど）で汚染されることも考えられ，水道水の安全性に対する不安も広がっている。

食品衛生法 1947年に制定された飲食によって生ずる危害を防止するための法律である。食品の添加物・表示・検査などの原則が定められている。

水道水の水質基準 水道法に基づき厚生省で定められている。1957年に水道法が制定され，翌年に厚生省により水質基準が定められた。92年に水質基準が抜本的に改正され，93年12月から施行された。新水質基準は基準項目（46），快適水質項目（13），監視項目（26）から成り立っている。

高度浄水処理 浄水場での処理方法の一つで，従来の処理方法に加えて，強い酸化力をもつオゾンと吸着力をもつ活性炭を利用するものである。この方法によると，カビ臭物質，トリハロメタンができる前の物質などの有機物質，アンモニア性窒素などを処理でき，より安全で快適な水道水の配水ができる。

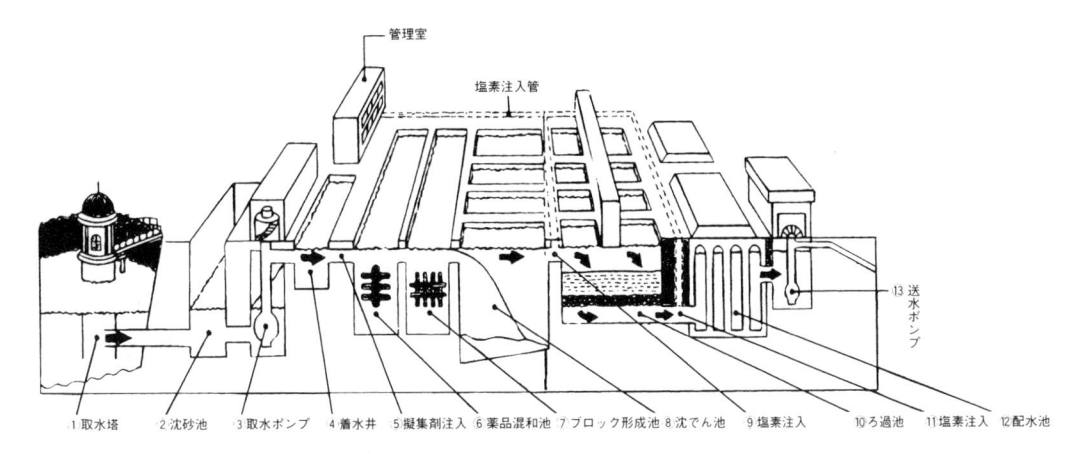

図2.3.19　浄水のしくみ（急速沪過方式）

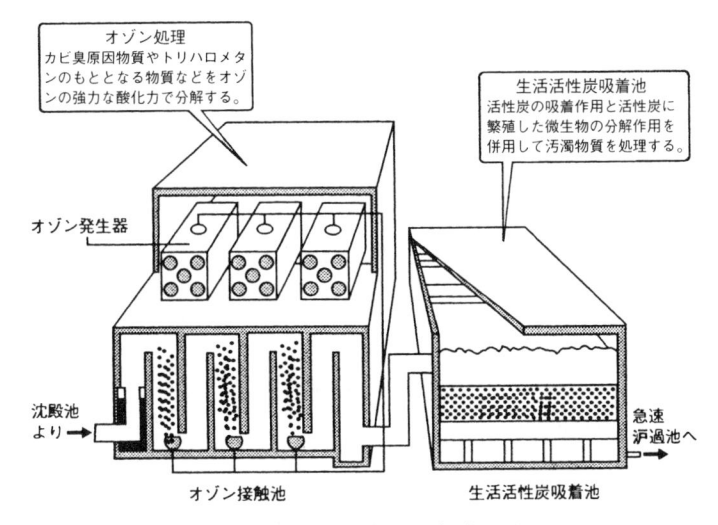

1 取水塔　2 沈砂池　3 取水ポンプ　4 着水井　5 擬集剤注入　6 薬品混和池　7 ブロック形成池　8 沈でん池　9 塩素注入　10 ろ過池　11 塩素注入　12 配水池　13 送水ポンプ

オゾン処理
カビ臭原因物質やトリハロメタンのもととなる物質などをオゾンの強力な酸化力で分解する。

生活活性炭吸着池
活性炭の吸着作用と活性炭に繁殖した微生物の分解作用を併用して汚濁物質を処理する。

図2.3.20　高度浄水処理

表2.3.26　目的別浄水器の性能

目的 \ タイプ	活性炭	マイクロフィルター	イオン交換樹脂	逆浸透膜
塩素，カルキ臭を取りたい	◎	□ 機種の性能による	▲	◎
かび臭を取りたい	◎	▲	▲	◎
赤サビ，鉛などを取りたい	▲	溶けていない場合 □	溶けている場合 □	◎
トリハロメタンを取りたい	□ 最初のみ	▲	▲	◎
トリクロロエチレンを取りたい	□ 最初のみ	▲	▲	◎
TOX*を取りたい	□ 最初のみ	▲	▲	◎
細菌を取りたい	□	◎	▲	◎
ミネラル分を取りたい	▲	▲	◎	◎

◎十分取れる　□条件によっては取れる　▲取れない，不明
＊TOX：有機ハロゲン化合物

しかし，水道水源の環境汚染（破壊）をしたのは，わたしたち人間であることを忘れてはならない。

5.4 水道水汚染物質

◆**トリハロメタン**

川の水などには，植物が枯死，分解したときにできる腐植質や都市排水などのなかにある有機物が含まれている。水道水を作る過程（浄水場）で塩素処理を行うと，これら有機物と塩素が反応してできる物質があり，これをトリハロメタンという（図2.3.21）。このトリハロメタンという名前はメタンの化学構造に，三つ（トリ）のハロゲン原子（塩素，臭素など）がついているということを示している。この物質には発がん性があるということで，水道水に不安を感じている人が多い。都市に近い河川を水道水源にしている水道水ほどトリハロメタンが多く含まれている（図2.3.22）。トリハロメタンは，2～3分間水を煮沸させるとほとんどなくなる。また，浄水器でトリハロメタンを除去することができるものもある（表2.3.26）。しかし，効果が使い始めに限られる場合があるので注意を要する。

水源が汚れると，結果として水道水のトリハロメタンも増える。したがって，水道水を安心して飲むためにも，水源である河川などを汚さないことが必要である。

◆**クリプトスポリジウム**

原生動物（単細胞の下等動物）の一種で，人，家畜，ペットなど広くほ乳動物に寄生する。

水道水源の河川のなかにクリプトスポリジウムが入っていても，浄水場での塩素殺菌では死なないので，そのまま水道水に含まれて各家庭に配水される危険性がある。

その結果，この水道水を飲んだ人は，腹痛を伴う厳しい下痢を起こし，最悪の場合は死に至ることもある。このような事例は，日本でも1966年埼玉県で起きている。

クリプトスポリジウムは熱に弱いので，水を1分間煮沸すれば安心である。また，生水を飲みたい人は中空糸膜のようなろ過膜のついた浄水器でろ過すればよい。

3 食と化学物質

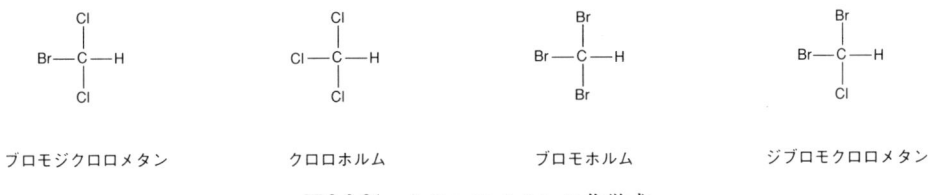

ブロモジクロロメタン　　　クロロホルム　　　ブロモホルム　　　ジブロモクロロメタン

図2.3.21 トリハロメタンの化学式

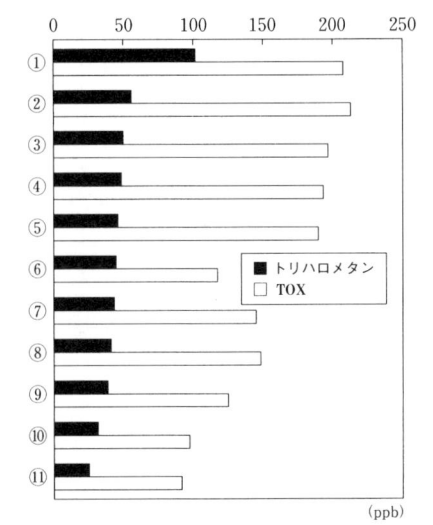

単位（ppb）

	場　　所	トリハロメタン	TOX*
①	千葉県千葉市：柏井浄水場	110.2	220
②	大阪府枚方市：中宮浄水場	66.2	225
③	茨城県鹿島町：鹿島浄水場	56.6	193
④	大阪府大阪市：柴島浄水場	53.2	185
⑤	東京都江東区：金町浄水場	50.4	179
⑥	千葉県銚子市：本庄浄水場	49.9	123
⑦	茨城県谷田部町：西浦浄水場	48.6	141
⑧	福岡県福岡市：松崎浄水場	44.8	161
⑨	東京都江東区：朝霞浄水場	37.0	128
⑩	京都市：琵琶湖疎水	25.9	92
⑪	福岡県北九州市：高宮浄水場	21.8	87

＊TOX：全有機ハロゲン物質

出所）中西：いのちの水（1986年）データより作成。

図2.3.22 主要都市の水道水のトリハロメタンとTOXの濃度

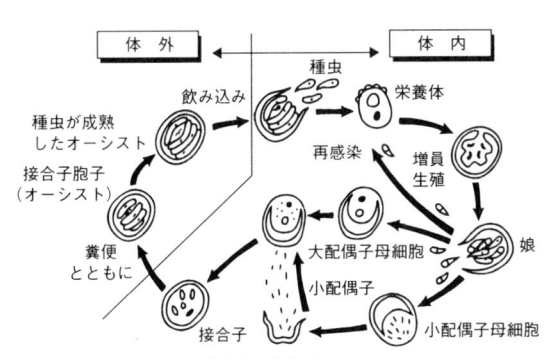

出所）高橋他：水の百科辞典，丸善（1997）

図2.3.23 クリプトスポリジウムの生活史（模式図）

2 化学製品の安全性

表2.3.27 日本で厚生省の安全性評価指針への適合が確認された農作物

品 目	申請企業	開発企業	開発国	輸出国で許可された時期
1. 除草剤耐性大豆	日本モンサント	モンサント	アメリカ	◆1994年9月(米)
2. 除草剤耐性ナタネ	日本モンサント	モンサント	アメリカ	1994年9月(米) 1994年11月(加)
3. 殺虫性ジャガイモ	日本モンサント	モンサント	アメリカ	◆1994年9月(米)
4. 殺虫性トウモロコシ	日本モンサント	ノースラップキング	アメリカ	1996年5月(米)
5. 除草剤耐性ナタネ	アグレボジャパン	アグレボ	カナダ	◆1995年4月(米) 1995年4月(加)
6. 除草剤耐性ナタネ	アグレボジャパン	PGS	ベルギー	1996年4月(米) 1996年4月(加)
7. 殺虫性トウモロコシ	ノバルティス	ノバルティス	アメリカ	◆1995年7月(米)
(以上, 1996年8月26日答申分)				
8. 殺虫性トウモロコシ	日本モンサント	モンサント	アメリカ	1996年9月(米)
9. 殺虫性ジャガイモ	日本モンサント	モンサント	アメリカ	1996年9月(米)
10. 殺虫性ワタ	日本モンサント	モンサント	アメリカ	1996年9月(米) 1996年月不明(豪)
11. 除草剤耐性トウモロコシ	アグレボジャパン	アグレボ	ドイツ	◆1995年12月(米)
12. 除草剤耐性ナタネ	アグレボジャパン	PGS	ベルギー	◆1996年4月(米) 1994年8月(加)
13. 除草剤耐性ナタネ	アグレボジャパン	PGS	ベルギー	◆1996年4月(米) 1995年8月(加)
14. 除草剤耐性ナタネ	アグレボジャパン	PGS	ベルギー	◆1996年4月(米) 1995年8月(加)
15. 除草剤耐性ナタネ	アグレボジャパン	アグレボ	ドイツ	1995年4月(加)
(以上, 1997年5月13日答申分)				
16. 除草剤耐性ワタ	日本モンサント	モンサント	アメリカ	1996年2月(米)
17. 除草剤耐性ワタ	日本モンサント	カルジーン	アメリカ	◆1994年9月(米)
18. 除草剤耐性ナタネ	アグレボジャパン	PGS	ベルギー	1997年3月(加)
19. 除草剤耐性ナタネ	アグレボジャパン	アグレボ	ドイツ	◆1995年6月(加)
20. 日持ち性向上トマト	キリンビール	カルジーン	アメリカ	輸入品ではない
(以上, 1997年12月3日答申分)				

注)◆日本より先に開発国で商品化されたものは,日本での指針適合前に入ってきている可能性が非常に高い。
　＊20品目中19品目は,農薬企業が申請したもの。
　＊会社名は原則として現在のものに統一。
参照)厚生省食品保健課の資料など。
出所)食品と暮らしの安全,No.109付録(1998)

―――――この章のキーワード―――――
ポストハーベスト農業,残留農薬,遺伝子組換え,除草剤耐性,殺虫性,有機農産物,ミネラルウォータ,おいしい水,トリハロメタン,クリプトスポリジウム

4 健康と化学物質

　わたしたちが生活していくうえで健康は第一に大切なものであり，多くの人びとは健康で長生きしたいと願っている。健康と大きなかかわりをもっているのは，食と住環境のなかでの化学物質である。
　3　では食環境との関係について解説した。
　最近話題となっている，シック（病気）ハウス（家）は，住居のなかで起こる化学物質過敏症で「新築病」ともよばれている。この名前は，新築した家に入居したのに，頭痛やめまいを起こすなどの健康障害の事例からきたものであるが，同じ家に住んでもその症状の現われない人もいる。しかし，これらの人も体内に化学物質が蓄積され，いつか症状や病気が引き起こされる，「化学物質シンドローム」（過敏症）にかかっているといっても過言ではないほど，家のなかには化学物質が沢山ある。
　このような環境のなかで，人びとの健康志向は強く，目的とする栄養素を手軽に摂取できるということで，健康食品，栄養サプリメントとしての食品や飲み物がブームとなっている。
　一方では，いつわが身に健康障害が現われたり，病気になるかもわからないという不安をもっている。不幸にして病気になったときは，医薬品を使わざるをえない。
　健康と同様に人間は自分自身をより美しく見せたいとも願っており，そのために化粧品を使っている。しかし，化粧品の選び方，使い方を間違えると皮膚障害のみならず，人体や健康にも大きく影響を及ぼしてくる。
　ここでは，健康と化学物質のかかわりについて，シックハウス，電磁波，健康食品，医薬品および化粧品について取り上げる。

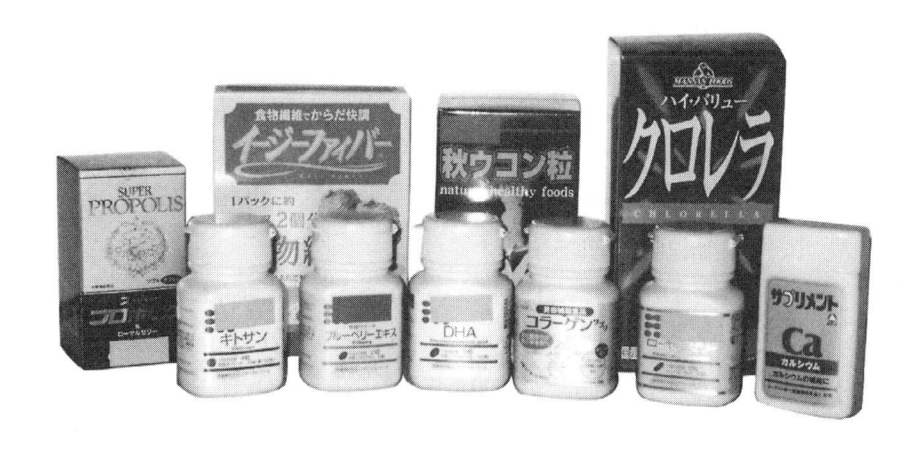

1　化学物質の体内での代謝と胎児への影響

1.1　化学物質の体内での代謝

　化学物質が人の体内に，たとえば口から食べ物などと同時に入った場合その物質はさまざまな経路をたどって，吸収・排出される。一般的には消化管で吸収され肝臓へ運ばれ代謝される。

　その後，血液やリンパ液に溶け込んで運ばれ，脂肪などに蓄積され，あるいは胆汁に入り再び小腸などの消化器に入って循環し，一部は再び肝臓へ戻る。一方では腎臓を経て膀胱から排出されていく（図2.4.1）。

　これらの過程で化学物質はさまざまな化学変化を受けたり，生体内の成分に結合するなどの作用を繰り返しながら，一定の組織に蓄積・沈着し，それぞれに特徴的な作用をもたらす（図2.4.2）。このとき，人体にとって有害である化学物質は脂肪や肝臓などに蓄積されるものが多い。しかし，環境ホルモンである化学物質は蓄積される前に，微量であっても人の健康に影響を及ぼす作用を引き起こす。

　したがって，このような化学物質を体内に取り込まないようにすることが必要であるが，取り込んだときは速く体の外に排出させるようにすることが重要である。

1.2　薬の胎児への影響

　病気を治す医薬品ですら過剰に摂取した場合，重篤な奇形が報告されている（表2.4.1，および巻末資料）。

　現代人の最も重い病気である精神神経系統の病気に効果がある医薬品には胎児毒性が実験動物で確認され，人では四肢の奇形，あざらし児が報告されている。催眠剤では二次口蓋の分裂，解熱鎮痛剤では四肢の奇形がそれぞれ報告されている。

　妊婦が病気になっても薬を飲むのは気をつけたほうがよい。ほかに，コーヒー中のカフェインは胎児死亡，流産や口蓋裂，ごみから出るダイオキシンは胎児死亡，流産，不妊，二次口蓋裂，ビタミンAは無脳症，胎児吸収，口蓋裂や白内障，アルコール（エチルアルコール）は胎児死亡，出産後神経異常，胎児吸収などが発現する。

　これらの物質はすべてわたしたちの身の回りに存在し，口に入るものである。アメリカでは妊娠したのに気づかずドラッグ（コカイン）を吸入して，コカインベビーが1990年代に多く生まれた。すべて分子量が1000以下で血中蛋白質との結合率が高いものが胎盤の通過性が高く，胎児に直接影響をもたらすものである。

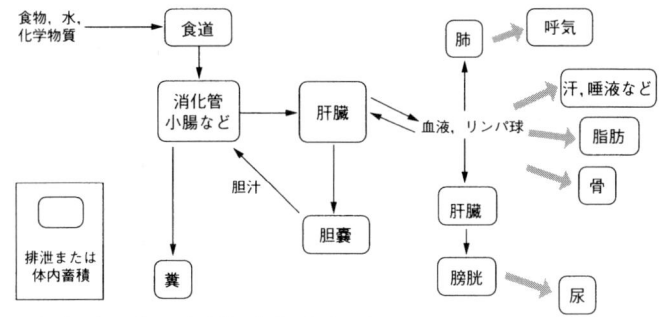

図 2.4.1 経口で動物体内に入った化学物質がたどる道筋

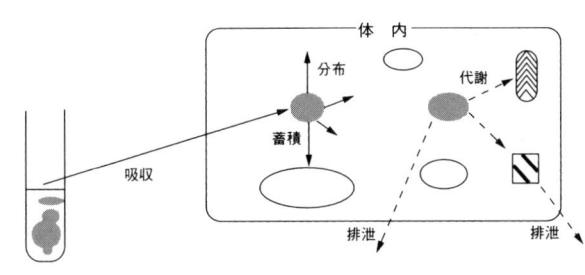

出所）栗原：豊かさと環境，化学同人（1997）

化学物質（灰色の部分）が体内に入ると，吸収・分布ののち，たとえば脂肪組織に入って蓄積されたり，消化管から直接排泄されたりする。また，代謝され化学変化を受けてから排泄されることも多い。

出所）同上

図 2.4.2 吸収，分布（蓄積），代謝，排泄の概念図

表 2.4.1 催奇形性が報告されている医薬品（一部）

	一 般 名	催奇形性 動物	催奇形性 ヒト	危険評価点	参 考
全身麻酔剤	亜酸化窒素　nitrous oxide	＋	±	1	
	麻酔用エーテル　anesthetic ether	＋	±	1	
	ハロタン　halothane	＋	±	1	
	アモバルビタールナトリウム　amobarbital sodium		＋(心奇形)	3	新生児出血傾向，呼吸抑制
	サイアミラールナトリウム　thiamylal sodium		－	1	帝王切開注意
	セコバルビタールナトリウム　secobarbital sodium		－	1	新生児出血傾向，呼吸抑制
	チオペンタールナトリウム　thiopental sodium		－	1	帝王切開注意
	ペントバルビタール塩　pentbarbiurate		－	1	新生児出血傾向，呼吸抑制
催眠鎮静剤	フェノバルビタール　phenobarbital		±(脳腫瘍)	1	
	トリクロホスナトリウム　triclofos sodium		＋(胎児障害)	3	
	メタカロン　methaqualone		＋	1	
	ニトラゼパム　nitrazepam	＋＋＋	＋	1	

出所）高柳一成：薬の安全性－その基礎知識，南山堂

2　住居と化学物質過敏症

2.1　シックハウス

シックハウス症候群という言葉が最近マスコミでよく聞かれる。また，シックスクールということもよく特集されるようになった。もともと化学物質過敏症は大量に農薬を飛行機で空中散布するアメリカで1950年代より問題になった病気である。現在も多くの人びとが苦しんでいる。

これといった特効薬はなく，ただ化学物質のないところで生活するか宇宙服のようなものを着て生活するしか手だてはない。いったん化学物質に接触すると呼吸不全，心拍動亢進，不整脈，発汗，ふるえ，痙攣，うずくまり，呼吸困難といった症状を発現し死亡する場合がある。

日本では大量農薬を空中散布するほど国土が広くないのが幸いしたが，別の原因でこの疾患が近年発病している。それは，かつてないマンションブームによって建築された新建材だらけのマンションや一戸建ての家である。最近の家は暖房効果を上げたり，防災，防火および安全性を重視し狭い空間を密閉するかたちで建築されている。わずかの化学物質も密閉小空間では，大量投与されているのと同じ条件になる。とくに一日中で一番多くこの空間に住する主婦，老人，子どもの発病が著しく深刻な問題となっている。

この状況は，中国の上海や香港においても日本の10倍の速度で新築ビル，マンションが建ち並び，しかも高層のため防火と防風対策が顕著で新建材の適用が多い。中国は日本より対策は遅れている。日本の対応は，2000年ようやくシックハウスの対策に厚生省が7億円を政府予算に計上したが，あまりにも少額である。しかも，建材に関しては業者まかせで企業秘密という壁があり，情報公開はなされていない。

ここで，問題になるのは化学物質が発生する建材が何かである。前述のように企業が情報公開をしないため実際に被害にあったマンションを測定した結果とマスコミの情報をもとにして五つの化合物について表2.4.2に示した。

◆ホルムアルデヒド（HCHO）

この物質の調査研究が比較的進んでいるので説明する。

『朝日新聞』の記事（図2.4.3）に示されるようにホルムアルデヒドは壁紙や家具の接着剤に混在しておりWHOの基準を大きく超える量が全国調査で確認されている。現代の建築物の特徴である断熱性や暖房効果を重視するため換気性が弱い点が原因である。新築病といわれており，死亡に至る場合もある。人によって少し異なるが主な症状を表2.4.3に示した。

ホルムアルデヒドに感受性の高いある主婦（A子さん）は他の人が感じない（匂わない）のにホルムアルデヒド臭を嗅ぎとる。その瞬間，身体は金縛

表2.4.2　建材に使用されている化学物質の特性

化 学 名	特 性 お よ び 症 状
トルエン	床のフローリングや壁を塗っている塗料に含まれる有機溶剤である。温度によって揮発性をもち、強い刺激臭がする。
アセトン	トルエンと同じく塗料をひきのばす有機溶剤で揮発性、刺激臭をもつ。
リン酸トリクレシルおよびリン酸トリブチル	難燃剤として高頻度に現在も使用されている。
ホルムアルデヒド	壁紙や家具の接着剤として使用されている。

表2.4.3　ホルムアルデヒドによる諸症状

- 最初は身体がだるい。ホルムアルデヒド臭には気がつかない。微量汚染が進行している。
- 記憶力の低下、不眠、イライラする、頭痛、口が渇く、耳鳴、眼がチカチカする、立ち眩み、目眩、鼻がツーンとする。
- 喉が痛い、肩凝り、皮膚がカサカサする、せきがでる、胸が痛い、息苦しい、心臓拍動亢進（ドキドキする）、発汗。
- 湿疹（アトピー性皮膚炎）、手指の振戦、ふるえ、痙攣、吐き気、下痢、悪寒。
- 手足のむくみ、筋肉痛、腰痛、冷え性。

発がん性物質ホルムアルデヒド
室内汚染、戸外の7.8倍
一部でWHO基準超す
23衛生研調査

めまい、頭痛、吐き気などの症状を訴える「シックハウス症候群」や「化学物質過敏症」を引き起こす発がん性物質のホルムアルデヒドによって、一般家庭の室内が戸外の七・八倍も汚染されていることが、全国二十三の研究機関が参加し、国立医薬品食品衛生研究所（東京都）が集計、分析した全国調査で分かった。室内汚染の全国実態調査は初めて。参加した名古屋市衛生研の調査では、石油ファンヒーターなどの室内排

気型暖房器具を使う部屋は汚染度がより高く、築二十年以上の家庭でも、世界保健機関（WHO）の安全基準値を超えていた。厚生省も新年度から他の化学物質も含め、健康への影響を調べるほか、建設省と協力して対策に乗り出す方針だ。

ホルムアルデヒドは建材や家具、壁紙などの接着剤、塗料や化石燃料から出る。動物実験で発がん性が確認された、目、鼻、のどの痛みや、吐き気、呼吸困難などを引き起こす。高

濃度だと死に至る危険もある。

調査は東京都、愛知県、大阪市、兵庫県、佐賀県など全国二十三の衛生研究機関が参加し、計三百二十二世帯を対象に実施された。

国立医薬品食品衛生研究所が集計した中間報告書によると、民家のベランダなどで測定した戸外の汚染度は全国平均で八ppb（一ppbは十億分の一）だったのに対し、室内は約七・八倍の六二ppbだった。最高値は四八〇ppbだった。

朝日新聞　1998年1月25日付より抜粋

図2.4.3　新聞記事

りにあったように身動きがとれない。脂汗が流れ，息が荒くなり，心臓の鼓動が激しくなりうずくまってしまう。風上の高台に檜づくりの家に住み，風通しを良くし他の住居から離れて生活していた。週に一度，下山してスーパーマーケットに入る寸前で前述のような状態に陥った。このような生活を続けて3年後に亡くなった。A子さんはきわめて健康で小さい頃から風邪すらひいたことのない優良児であった。結婚して新築の家にたった6ヵ月住んだだけで発病したという。

このレポートはNテレビで特集され広く化学物質過敏症の恐ろしさを一般に提起したものとして有名である。このことは特異体質である，特異な遺伝子をもつものではなく一般の人，誰にでも起こりうることである。

しかし，ホルムアルデヒド以外にも多くの化学物質が存在し，シックハウスの起因物質の許容限度は政府がガイドラインを作成しても，人によって発病の感受性が違うことから抜本的解決にはなっていない。

企業も手をこまねいているわけではなく，Y社のルーアマイルドという壁紙はホルムアルデヒドを含まない壁紙として2000年発売されて話題を呼んでいる。また発想を変えて，K社は壁紙などから出るホルムアルデヒドをすべて吸着して空気中に浮遊しないようにする塗料を発明し，従来のものと併せて使用している。その他は表2.4.4に示すようなものがある。しかし，現在は，どれも単価が高額であり限られた人びとにのみ使用が偏る可能性もある。

2.2 シックスクール

公立学校は安価に大量に生産された時代のものは化学物質の巣である。シックスクールといわれているのは家庭より学校のほうが危ないからである。子ども（児童・生徒）たちは一日の半分近くは学校で過ごす。しかも，授業中は教室に留まることを義務づけられる。体力のない小学生は最も罹患率が高く，化学物質過敏症は病気としてわかりにくいので「おさぼり」と取る教員もいるという。発病の可能性が高く危険な傾向である。まず，どのような物質が存在するのか表2.4.5に示した。

以上のようにかなりの化学物質に囲まれて生活している。現代的な生活をやはり放棄しないかぎり，この疾患はなくせないのかもしれない。

しかし，工夫することにより家屋から有害物質を追い出すこともできる（表2.4.6）。

2.3 殺虫剤

家庭内で使用されている殺虫剤と防虫剤について表2.4.7に示した。また，スプレー式殺虫剤と電気蚊とり器の主成分について表2.4.8と表2.4.9に示した。家庭でゴキブリ退治に使われる殺虫剤はくん煙式のものが多いが，ホ

罹患率 病気にかかる率。ウイルス感染，細菌感染など伝染病にかかる率。

表2.4.4 体にやさしいエコ資材

場　所	エ　コ　資　材
壁の防水・透湿シート	ポリエチレン製
合板・木質パネル	ホルムアルデヒドがゼロの接着剤を用いた合板ボード
断熱材	古紙が原料のセルロースファイバーの断熱材，麻のファイバー断熱材
内壁・天井材	天然無垢の板材，ホルムアルデヒドのない檜などの集成無垢材，珪藻土
床　材	天然無垢のフローリング材 ホルムアルデヒドフリーの床暖房無垢フローリング材
畳・畳床	檜畳床（防ダニ，抗菌），ヒバシート入り畳，竹炭・木炭シート入り畳，無農薬栽培のイグサを使った畳
床下調湿材	粉炭，木炭，竹炭 防シロアリ効果を増すため，炭に檜精油の処理をしたもの
押し入れ	木炭，竹炭，カーボンシート（脱臭，防湿）
壁紙・ふすま紙	木炭，竹炭を混入した壁紙，木炭・竹炭をサンドイッチにした壁紙，有機栽培のコットン障子紙
カーテン	ヒノキチオール・ホルムアルデヒドフリーの天然素材カーテン（防炎加工），テフロン加工スクリーン，オーガニックコットンカーテン
家　具	無垢材の家具

表2.4.5 シックスクール

教　室	防火カーテン（防火剤），フェルトペン（シンナー，キシレン），消しゴム（抗菌剤），教科書（インク：石油系・アルコール系・フェノール系），エアコン（防カビ剤・抗菌剤），机・椅子（合板：ホルムアルデヒド），ワックス（可塑剤）
プール	消毒用塩素剤
給　食	食器（ビスフェノールA）
校　舎	接着剤（ベンゼン・エーテル・ホルムアルデヒド）塗料（ベンゼン・フッ化水素・ホルムアルデヒド）
トイレ	洗浄剤（塩酸・過酸化水素）薬用石鹸（ジブチルヒドロキシトルエン）

表2.4.6 家屋から有機化学物質を追い出す方法

(1) ベークドアウト（Baked-Out）の手法

　まず室内温度を摂氏30～35度に上げて，1時間に4回程度にわたって換気しながら，48～72時間この作業を継続する。この結果，70%程度の揮発性有機化合物が減少したという。

　長時間の継続ができない場合は，8時間ずつ頻繁に回数を重ねて，1～2ヵ月にわたって続けてもよい。

(2) 木炭・竹炭の利用

　木炭・竹炭は，揮発性有害物質の除去，消臭効果，調湿効果がきわめて高い。

　押し入れ，床下の結露，カビ防止，シロアリ防止にも顕著な効果が見られる。

　ホルムアルデヒド，アンモニア，トルエン，キシレンなどの揮発性の有害化学物質の除去，臭気の除去にも効果を発揮する。

　使用する量は3.3m^{2}当たり，3～4kgを目安に置くといい効果が得られる。

　固形より粉末にした方が，より効果がある。

ウ酸が入手できれば家庭でもゴキブリ退治のダンゴを作ることができる（表2.4.10）。

新築の住宅で床下や建材（木材）の殺虫剤として使用されるのは主として白蟻駆除が目的である。古くから有名なのは，DDT，BHC，ヘプタクロル，ディルドリン，エルドリン，クロルデンなどがあるがすべて環境ホルモン指定を受け，神経毒性物質として特定されている。1981年に日本では全面禁止されている。

これらの殺虫剤は，散布業者は防毒マスクをして散布するが，一週間もしないうちに住居者はマスクなしに暮らしている。現在，前述の薬剤ほどの毒性でないにしても有機リン系の殺虫剤は使用されている。ダーズバン，スミチオン，ピリダフェンチオン，テトラクロルピリホスなどである。とくにスミチオンは催奇形性や生殖毒性が強く危険な物質である。床下の土壌から染み出て畳をとおして寝ている間に吸収している場合もある。なるべく寝る場合は二階でベッドがよいと考えられる。これらの殺虫剤は代替物が開発されないかぎり量を規制して使用され続ける。

最近の子どもたち，とくに小学生がキレやすいのが，これら家庭や学校で使用されている環境ホルモン系の殺虫剤ではないかと専門家は問題にしている。つまり，キレやすいということは脳神経系の異常を示し，神経毒の長期間曝露が示唆されているからである。キレやすいとは具体的にいうと「怒りを爆発させる」「集中力が不足」「イライラする」「記憶力の低下」「感情の起伏が激しい」「ウロウロする」（多動症）があげられる。殺虫剤は昆虫の中枢神経系に作用して内分泌や神経を機能なくして殺す物質である。人間の子どもの神経系と脳はまだ発達段階にあり，その時期にこれらの化学物質に曝露されれば神経異常を起こしてもおかしくはない。

たしかに，わたしたち以前の子どもは俗にいう「こらえ性のない子ども」はクラス（当時45人学級）で2～3人だった。一人が教室をウロウロしても誘発されなかった。現在，小学校の授業で多動症で学級崩壊が起こっているクラスでは30％（10人くらい）が動き回り，先生の話を聞かない子どもは半分に及ぶといわれている。いま始まったばかりの研究だが，ただひとついえることは，幼い頃から化学物質漬けの現在の子どもたちは，何か異常がないほうがおかしいくらいであると考えられる。

4 健康と化学物質

表 2.4.7 家庭内で使用されている殺虫剤と防虫剤

汚染化学物質	健康への影響
ペルメトリン 殺虫剤, 防虫剤	花卉のアブラムシ, ハエ, カ, ゴキブリ用のエアゾール, 畳ダニ剤に一般家庭でも用いられる。1981〜1989年ハイチ難民の男性に女性化乳房が集団発生, その原因はピレスロイド系殺虫剤のフェンチオンやペルメトリンによるアンドロジェン受容体に対する性ホルモンとの競合作用, いわゆる環境ホルモン作用が原因と見られている。
ダイアジノン 殺虫剤, 防虫剤	眼・皮膚を刺激する。アセチルコリンエステラーゼ阻害作用があり毒性を発現する。神経系に影響を与え, 痙攣, 呼吸不全を生じることがある。
パラジクロロベンゼン 防虫剤	疲労, 頭痛, めまい, 視野のぼけ, 弱視化, 眼・のどへの刺激, 皮膚への刺激。動物実験により発がん性が報告されている。ラットによる実験で生殖毒性を示す報告がある。
クロルピリホス 殺虫剤, 防虫剤, シロアリ駆除	神経伝達物質であるアセチルコリンを分解する酵素アセチルコリンエステラーゼを阻害することによって毒性が発現する。免疫低下でカゼを引きやすくなる。視力低下, 視野狭窄などの視力障害, 吐き気, 頭痛, めまい, 下痢などの自律神経障害などが出る。繰り返して暴露されると慢性化する。動物実験では催奇性, 変異原性あり。

表 2.4.8 スプレー式家庭用殺虫剤の主成分

メーカー	主 成 分
A	アレスリン, フタルスリン, レスメトリン
B	ペルメトリン, サリチル酸フェニル
C	レスメトリン, フタルスリン
D	ペルメトリン, フタルスリン
E	レスメトリン, フタルスリン
F	レスメトリン, フタルスリン
G	レスメトリン, フタルスリン
H	レスメトリン, フタルスリン
I	ペルメトリン, フタルスリン
J	有機リン, ピレスロイド
K	フェノトリン, デート

表 2.4.9 電気蚊とり器の主成分

	メーカー	主 成 分
マット式	A	アレスリン
	B	フラメトリン
	C	アレスリン
	D	アレスリン
リキッド式	E	ペルメトリン, アレスリン, フタルスリン
	F	ピレスロイド系
	G	アレスリン
	H	フラメトリン

表 2.4.10 ゴキブリだんごの作り方分

〈材料〉 ホウ酸* 250g, タマネギ 150g, 牛乳 大さじ1杯, 小麦粉 70g, 砂糖 大さじ3杯

〈作り方〉
① タマネギをミキサーで細かくくし, 牛乳と混ぜる。
② 残りの材料を全部入れて混ぜ, 一つにまとめる。
③ ②を30〜35個のだんごに分けてまるめ, ビニールの上に並べる。夏なら約1週間, 冬場なら10日間ほど直接日光で乾燥させて, できあがり。

*薬局で購入できる
ゴキブリはタマネギの匂いが好きである。このダンゴを食べると脱水症状を起こし, 3〜15日で死ぬ。

3 医薬品

薬の定義は，薬事法第2条により，表2.4.11のように医薬品，医薬部外品が，規定されている。このなかに化粧品も含まれている。

3.1 化学物質としての薬

薬の大多数は合成や抽出によって創造される化学物質であり，生体に作用することにより効果を発揮する。なかには常によい作用に働くものばかりではなく，使う人の状態（年齢，体重，性別など），病気の状況や使用するときの条件（用法，用量など）によってその強さや現われ方が異なり，予期しない反応（副作用）が現われる薬もある。薬の呼び名を表2.4.12に示した。

3.2 薬の作用

細胞の表面あるいは細胞内の特殊な部分（受容体あるいはレセプター）に化学物質が結合すると，膜や細胞内で一連の生化学的な反応が起こる。受容体は一定の化学構造をもち，本来この化学構造に適合する物質（生理活性物質）だけを受けつけるという特異性をもっている。これは鍵と鍵穴の関係にたとえられている。薬物は化学構造がその生理活性物質に似ていることからこれらの受容体に結合して，その生理活性物質が結合した場合と似た生化学的変化を引き起こしたり，生理活性物質と受容体の結合を妨害して変化を抑えたりする。これが薬の作用である。

3.3 薬の種類

薬は医師または歯科医師の指導のもとで使用し，医師または歯科医師の処方せん，指示なしには販売できない「医療用医薬品」と，その他の「一般医薬品」に分けられる。生産額の比率は前者が84％，後者が16％（1992年）である。一般用医薬品は大衆薬にあたり，処方せんなしで街の薬局で購入できる。

家庭に常備しておきたい薬と備品について表2.4.13に示した。

3.4 薬物依存

一般に適量の薬を飲み続けていても習慣性といってクセになってやめられない，あるいはもっと多くの薬をつぎには飲まなくてはならないようになっていくことを「薬物依存」という。これは病気の治療中に起こることもあり，現在，世間を騒がしている密輸されたアヘン・コカイン・覚醒剤による依存もある。前者は医師が治療効果との関係でコントロールするが，後者は「廃人」になることもあるので注意が必要である。代表的薬物を表2.4.14に示した。

◆バルビツレート系・ベンゾジアゼピン系抗不安薬

バルビツレート系およびベンゾジアゼピン系抗不安薬は睡眠薬や鎮痛薬に使用されている。さらに，精神的依存と身体的依存の両方が認められる。心と身体の両方が再投薬を求めるので，薬の消失に伴う退薬症候は，投薬中止

薬事法 薬事関係法規の中心となる規制法。医薬品，医薬部外品，化粧品及び医薬用具に関する事項を規制し，これらの品質，有効性及び安全性を確保することを目的とする法。

表2.4.11 医薬品，医薬部外品の定義

項　目	定　義	備　考
医薬品	①日本薬局方*に収載されているもの。②人または動物の疾病の診断，治療または予防に使用されることが目的とされているもので，器機器具ではないもの。③人または動物の身体の構造または機能に影響を及ぼすことが目的とされているもので，器機器具ではないもの。	*薬の品質，純度の基準，試験法，有効性・安全性などの評価を掲載した国定の医薬品の教科書。薬局方に示されたガーゼ，脱脂綿なども薬効はないが医薬品に属す。
医薬部外品	人体に対する作用が緩和な物で器機器具ではないもの。①吐き気その他の不快感または口臭もしくは体臭の防止。②あせも，ただれなどの防止。③脱毛の防止育毛または除毛。④人または動物の保護のためにするネズミ，ハエ，カ，ノミなどの駆除または防止を目的とする。	薬用化粧品，毛髪用剤，浴用剤，薬用歯みがき剤，殺虫剤，腋臭防止剤，口中清涼剤，防虫剤，てんか粉剤，殺そ剤，生理処理用品，染毛剤，パーマネントウェーブ剤など。

表2.4.12 薬の呼び名

薬　　：医療に用いられる化学物質をさす。
薬　品：食料，衣料品などと並ぶ，物品の一つとしての用語。
薬　物：人または動物の機能に何らかの作用を持った物質という意味。薬の作用に注目したときの学問上の用語。
薬　剤：調剤薬，錠剤などのようにそのまま使用できるような形態に整えられた薬を呼ぶときの用語。
医薬品：法律用語。

表2.4.13 家庭常備薬と備品

	用　途	薬品名	注　意	備　考
Ⅰ	かぜ	市販総合感冒薬	解熱剤，鎮咳剤，抗ヒスタミン剤を配合したもの	ピリン系は特異体質の人には危険
	頭痛，歯痛 生理痛 神経痛	市販解熱鎮痛薬	腹痛には無効である	
	消化不良	市販消化健胃薬	食べすぎ，消化不良，胃酸過多のとき使用する	
	食中毒 腹痛	整腸薬	下痢，腹痛，異常発酵のときは整腸薬，細菌感染のときは腸内殺菌剤を使用する	腸内殺菌にはサルファ剤，抗生物質の入ったものを使用する
	便　秘	フェノバリン 硫酸マグネシウム ヒマシ油	常習便秘はフェノバリン，食中毒はヒマシ油がよい	
Ⅱ	うがい，洗眼	ホウ酸	1％溶液を使用する	
	虫さされ	アンモニア水	局所に塗る	冷暗所に貯える
	じんましん	抗ヒスタミン軟こう	局所に塗りこむ	
	切り傷 すり傷	軟こう	消毒，殺菌のために塗る。抗生物質の入った軟こうは化膿したものに有効	
	点　眼	市販点眼薬		
	消　毒	消毒用アルコール 過酸化水素水 ヨードチンキ	傷口，手指などの消毒に使う	アルコールは密栓して火気に注意する 過酸化水素水は冷暗所に保存する
	家具，食器の殺菌	逆性セッケン クレゾールセッケン液	液状のものは希釈して使用する	
Ⅲ	そろえておきたい備品	滅菌ガーゼ，包帯，綿棒，体温計，ハサミ，ばんそうこう		

後の時間経過に沿って，不安，不眠，脱力，焦燥，抑鬱，食欲減退，振戦，全身けいれん，せん妄，パニック発作，見当識障害，興奮，発熱，循環虚脱が起こる。

◆覚醒剤：アンフェタミン，メタンフェタミン

覚醒剤は強い精神的依存形成能がある。もともとは薬として，うつ病・てんかん，肥満に処方されていたが，いまは代替薬の開発で使用されていない。覚醒剤として密輸され社会の裏で売買されており，新聞報道によると中学生まで汚染されはじめている。摂取によって，強い陶酔感，気分高揚，疲労感消失，運動能増大，性的快感，音感鋭敏化などの体感が得られる。しかし，薬効消失に伴って発生する倦怠感，疲労，憂鬱状態から逃れるために反復投与され精神的依存になる。

◆コカイン

コカインは一般的に麻薬と呼ばれているもので，精神的依存と妄想型精神分裂病という精神毒性作用をもつ。局所麻酔薬であるが現在は安全な合成品に変わられている。

3.5 薬物アレルギー

IgE抗体反応型の即時性の強いアナフィラキシーショックが中心となる症状で，呼吸困難，血圧低下，頻脈，冷汗，腹痛，悪心，嘔吐，便意，尿意，失禁，めまい，皮膚蒼白，耳鳴，意識喪失さらには痙攣，昏睡，死亡に至る。

原因薬物はアスピリン，ペニシリン，セフェム系抗生物質，ストレプトマイシンなどがある。市販薬のなかには，頭痛薬や抗生物質入り軟膏に，これらが含まれていることから薬局で購入する場合に注意が必要である。

3.6 医薬品間の相互作用：薬物代謝能との関連

人の肝臓には薬物代謝酵素というものが存在して，消化管から吸収されて体内に入った薬物（医薬品）を代謝して排泄する作用がある。このとき，飲み合わせがある場合に酵素の働きが変化する（図2.4.4）。てんかんの薬であるフェノバルビタール（PB）を抗凝血薬ワーファリン（WA）と併用していて急にPBの投薬を中止した場合，WA濃度が一気に上昇して出血事故が起きる。

酵素誘導能（表2.4.15）をもつ薬物を使用中に多剤を服用した場合，確実に後から飲んだ薬の効き目は低下する。そこで追加して服薬すると今度は急に薬物反応が強く出てしまう場合が多い。

逆に，薬物代謝酵素阻害剤は薬物の血中濃度を異常に上昇させて，薬の毒性を増強させてしまう。たとえば，シメチジンはテオフィリンの代謝を，クロラムフェニコールはトルブタミドの代謝を，ジスルフィラムはアンチピリンの代謝をそれぞれ阻害する。

4　健康と化学物質

表2.4.14　依存の型とその特徴ならびに代表的薬物

依存の型	中枢作用	精神的依存	身体的依存	耐　性	代　表　薬
モルヒネ型	抑制	+++	+++	+++	モルヒネ，ヘロイン　コデイン，ペチゾン
バルビツレート・アルコール型	抑制	++	+++	++	バルビツレート，アルコール，非バルビツレート系催眠薬，抗不安薬
アンフェタミン型	興奮	+++	0	+++	アンフェタミン　メタンフェタミン
コカイン型	興奮	+++	0	0	コカイン
大麻型	抑制(?)	+(+)	(+)	(+)	マリファナ　ハシシュ
幻覚薬型	興奮	+	0	++	LSD-25，メスカリン
有機溶媒型	抑制	+	+(?)	+(?)	トルエン，アセトン　四塩化炭素

0：なし　+：軽度　++：中等度　+++：高度
出所）髙柳一成編：薬の安全性－その基礎知識，南山堂（1994）

表2.4.15　ヒトにおいて酵素誘導を生ずる主な薬物

イミプラミン	エタノール	カルバマゼピン
グリセオフルビン	グルテチミド	ジアゼパム
スピロノラクトン	テオフィリン	ニフェジピン
フェニトイン	フェノバルビタール	リファンピシン

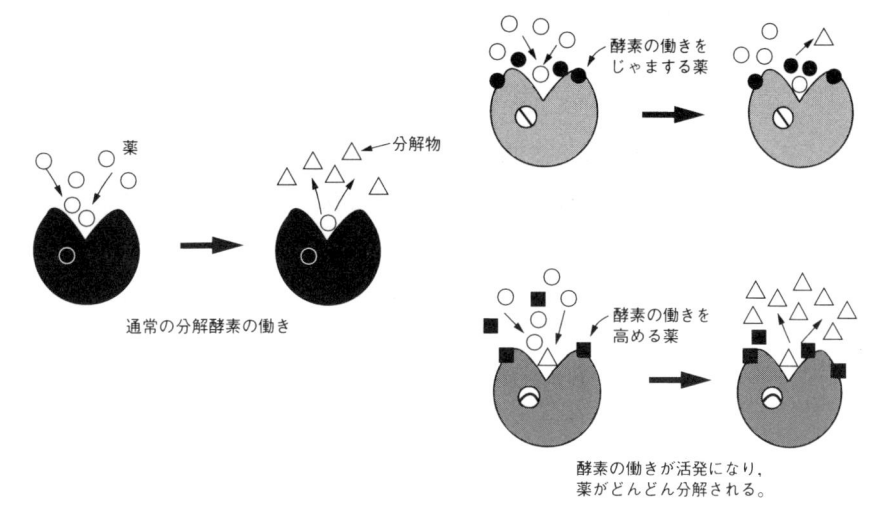

出所）海老原昭夫編：知っておきたい薬の知識，薬事日報社（2000）

図2.4.4　薬の分解酵素

3.7 薬の生体内代謝機構

前述した生体内での薬物代謝機構について，ここではサリチル酸，アミノピリンおよびペントハルビタールを例にあげて図解する。

薬物（医薬品）は複雑な構造をもつ化学物質であるが生体中には，どのようなものにも対応できる機能がある。そのひとつが薬物代謝酵素系である。肝臓と腎臓での反応が主となるがバランスが崩れると無毒の化学物質を有毒にする場合もあるので注意を要する。

◆サリチル酸の代謝

サリチル酸は体内に入ると，肝臓において薬物代謝酵素（チトクロームP-450）によってDHBA（dehydroxybennzoic acid）に代謝される。この代謝様式はベンゼン環に水酸基1個が入る反応で，その位置によってo（オルト），m（メタ），p（パラ）体が産生される。これらの水酸化体が生成した以外の未変化体は腎臓に移行し，そこで抱合反応（グルクロン酸抱合，グリシン抱合）を受ける。

以上のように，水酸化されたり抱合を受けたり，あるいは未変化体のサリチル酸は時間の経過とともに速やかに尿中に排泄される（図2.4.5）。

◆アミノピリンの代謝

図2.4.6に示すようにアミノピリンの代謝も主として肝臓で代謝される。アミノピリンはピリンショックやピリン疹を発現することから禁止されているが，薬効適用をかえて検索中である。本来は解熱，鎮痛効果をもつ薬物である。

アミノピリンの代謝経路の90％を占める主経路を説明する。アミノピリンは，肝臓で薬物代謝酵素（チトクロームP-450）の作用でN-につくメチル基（-CH_3）が脱メチル化する反応を受ける。その結果，4-メチルアミノアンチピリンに代謝され，さらに脱メチル化反応を受けて4-アミノアンチピリンに変化する。その後，-NH_2がアセチル化（-$COCH_3$）されて4-アセチルアミノアンチピリンが生成する。最終的にこのタイプで尿中に排泄される。

◆ペントバルビタールの代謝

肝臓のミクロゾーム中にあるモノオキゲナーゼ系の作用で短期間型麻酔薬であるペントバルビタールは（図2.4.7），アルキル側鎖のCが水酸化（-OH）される。この形で尿中に排泄されることから麻酔がずっとかかっていて覚めないということはない。

3.8 薬の上手な使い方

保管方法は，子どもの手の届かないところで，直射日光を避け，湿気の少ない場所に置く。使用期限を守り，期限のない場合でも3年を経過したものは捨てるのが望ましい。服用の際は，必ず使用上の注意をよく読み，服用方法と服用量を守る。本人以外に余った薬を飲まない。

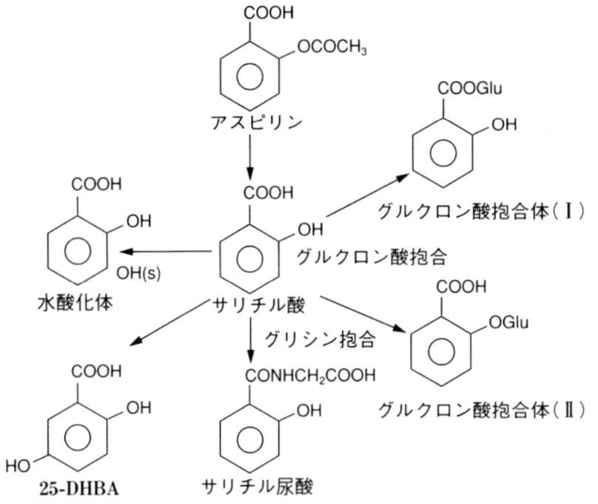

図2.4.5 サリチル酸の生体内代謝

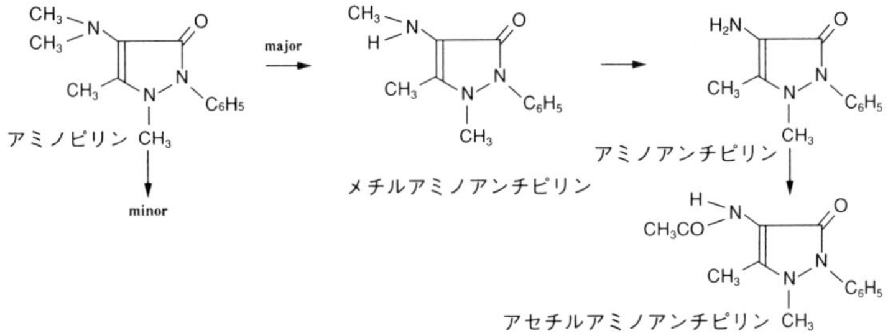

図2.4.6 アミノピリンの生体内代謝

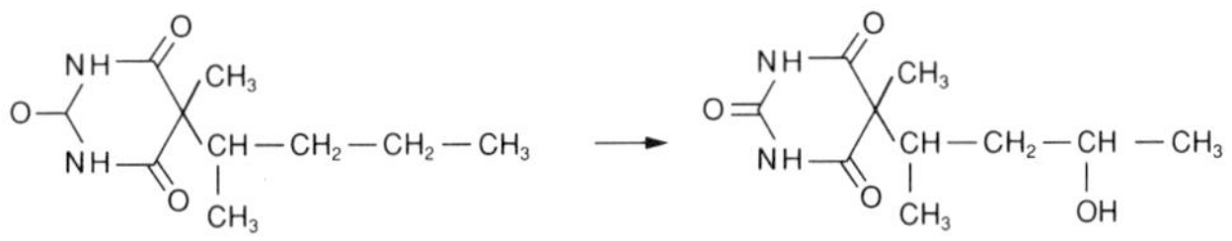

図2.4.7 ペントバルビタールの生体内代謝

4　健康食品と栄養サプリメント

　健康食品といえば薬でもなく食品でもない中途半端な存在である。食品中の栄養価が中心で身体にいいといわれている物質を示す。飲みやすい形態（サプリメント・カプセル），味や色を調整して，薬局や薬店だけでなく最近ではコンビニエンスストア，駅のキヨスク，スーパーマーケット，量販店で売り出されており，通販での販売も活発である。

　高齢社会に向けて注目されている市場であるが，最近話題となった中国のダイエットサプリメント「紙之素胶囊」は目眩，動悸，息切れを誘発し副作用がでて問題となっている。

　健康食品は薬ではないので○○効能があるといって売れない。正式な安全性試験も行わないので注意が必要である。健康によいといっても誇大広告は薬事法違反になる。ここでは，健康食品の定番や最近話題の物質を紹介する。

◆プロポリス

　蜜蜂の巣のなかには，ローヤルゼリー（図2.4.8），ハチミツ，プロポリス（図2.4.9）の三つの物質がある。プロポリスは，巣の入り口に巣自身の殺菌をして巣を守る働きをし，抗菌効果（殺菌作用）が強く，古くはエジプトのミイラの防腐剤に使用されていた。

　主な成分は，樹脂＋蜜蜂の分泌物＋蜜蝋＋花粉　である。プロポリスのもつ多様な作用には，抗菌作用，抗酸化作用，抗炎症作用，鎮痛作用，抗がん作用，抗ウイルス作用，抗潰瘍作用と万病に効果をもつといわれている。

◆カルニチン

　ダイエットを目的とした健康食品は，昔からたくさん出ているが，アメリカで今，最も注目を集めているのがカルニチンである。脂肪が皮下，血管内や内臓に蓄積するのが原因で肥満になる。運動して脂肪を燃やすとエネルギーになりダイエットできる。

　脂肪を燃やしてエネルギーにするにはミトコンドリアに脂肪を取り込まないと燃焼しない。このミトコンドリアに脂肪を取り込みやすくする物質がカルニチンであり，動物にとってカルニチンは不可欠のものである。カルニチンは脂肪肝の抑制，コレステロールを減少させて血栓や心筋梗塞の予防にも役に立つとアメリカでは注目のまとである。

◆アガリクス茸（図2.4.10）

　ブラジル産のアガリクスというきのこは中国産霊芝とよく似ていて，β-グルカンやその他，各種ビタミン類，ミネラル類およびアミノ酸類（表2.4.16）を多く含み，この高分子化合物の作用で栄養補給をし滋養強壮効果をもつ。とくに免疫能を上昇させて抗がん効果があると注目されている。がん

4 健康と化学物質

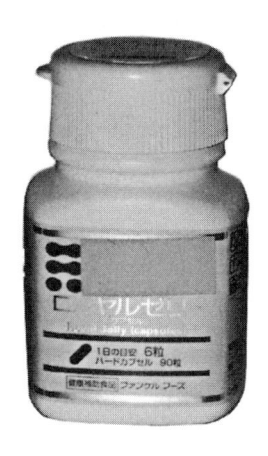

図2.4.8 ローヤルゼリー

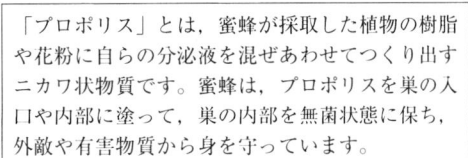

「プロポリス」とは，蜜蜂が採取した植物の樹脂や花粉に自らの分泌液を混ぜあわせてつくり出すニカワ状物質です。蜜蜂は，プロポリスを巣の入口や内部に塗って，巣の内部を無菌状態に保ち，外敵や有害物質から身を守っています。

「プロポリス」には数千種類の成分が含まれており，特に注目される成分としては，豊富なフラボノイドや有機酸・各種酵素等があげられます。

この製品は，1粒中にプロポリス粉末80mg（エキス純末として40mg）を含むブラジル産のプロポリスに，ローヤルゼリー（1粒中生換算70mg含有）や花粉エキス等をブレンドした高品質・高内容の栄養補助食品です。

●栄養成分表示／3粒（1.53g）当たり

熱　　　量	8.7kcal	炭水化物	0.32g
たん白質	0.7g	灰　　分	9mg
脂　　質	0.61g	ナトリウム	2.4mg

図2.4.9 A社プロポリスの説明書と栄養成分

図2.4.10 アガリクス茸

表2.4.16 アガリクス茸の栄養成分

栄養成分	カロリー	338kcal	蛋白質	35.9g
	脂質	1.9g	炭水化物	44.3g
	ナトリウム	41.00mg		
食品分析センターによる（日本）				
ビタミン類 (100g中のmg)	ビタミンB_1	1.79mg	ビタミンB_2	5.20mg
	ビタミンC	86.00mg	パントテン酸	2.50mg
	ニコチン酸	31.90mg	イノシトール	16.00mg
	コリン	50.00mg	ピチオン(VB)H	17.00mg
β-グルカン	β-グルカン	8000.00mg		
ミネラル類 (100g中のmg)	加里(K_2O)	55.95mg	カリウム(19K)	0.84mg
	ナトリウム	9.55mg	マグネシウム	0.10mg
	カルシウム	14.95mg	硫黄(SO_2)	2.17mg
	鉄	2.89mg	亜鉛	1.38mg
アミノ酸類 (100g中のmg)	イソロイシン	918mg	ロイシン	484mg
	リジン	342mg	セリン	234mg
	グルタミン酸	1,940mg	アスパラギン酸	365mg
	アルギニン	416mg	バリン	652mg

アガリクス茸のペンシルバニア州立大学学術誌No.482に掲載の分析表より抜粋（B社アガリクス茸の説明書より）。

2 化学製品の安全性

を直接攻撃するのではなく人体のもつ免疫能力を上昇させて，他の抗がん剤や抗がん手法と併用してがんの増殖を抑制する環境づくりをする。

抽出物の種類で効果が弱まったり強化されたりする。水溶性アガリクスはとくに抗がん作用が強く注目されている。

◆**ブルーベリーエキス**（図 2.4.11）

眼の網様筋に活力を与えるものとして果物のブルーベリーの実のエキスが評判である。ブルーベリーの実のなかのアントシアニンという成分が，活力を失った眼のレンズを支える網様筋に弾力性を呼び戻し視力の回復を計る。もともと果物中の成分なので副作用もなく，眼のレンズ体が曇っておこる白内障にも効果があるという。

◆**ウコン**（図 2.4.12）

春ウコン，秋ウコン，ターメリックなどとしてよく知られている。肝機能障害を回復させる作用をもつ。沖縄のウコン茶「うっちん茶」は飲酒前に飲むと二日酔いを防止し，GOP，GTPが低下する働きをもつ。これは，肝におけるアルコール脱水素酵素の活性を上昇させる作用をウコンがもつからである。他に脂肪肝を回復させる作用もある。

◆**サメ軟骨**

サメの軟骨はコンドロイチン硫酸の宝庫である。関節炎，腰痛や節々の痛みによく効く。古くはがんに効果があった。がんに降下してがん細胞の発育を促進する毛細血管をサメ軟骨中のコンドロイチン硫酸が詰まらせてがん細胞を死滅させた。末期がんには無力であった。

◆**クロレラ**（図 2.4.13）

最も古くから知られており，しかもロングセラー商品である。葉緑素やビタミンを大量に含んでおりミネラル（無機質）も豊富で緑黄色野菜が不足している現代人には簡単に採取できる商品である。サプリメントの色も緑色で健康的である。

◆**ヘルスカーボン**

俗にいう「炭」である。黒いサプリメントである。微生物を吸着する作用があり，アオコや種々の微生物で汚染された池の浄化に役立っている。人体においても除菌，殺菌効果があり健康に役立つといわれている。

◆**環境ホルモン体外排泄サプリメント**

ヘルスカーボンとダイエット食品サプリメントである食物繊維のスピルリナ・ステビア・グルコマンナン，そしてカニの甲羅の成分であるキトサン（繊維素）は体中の脂肪に蓄積されているダイオキシン，ビスフェノール，ノニルフェノールという環境ホルモン（内分泌かく乱化学物質）を吸着して体外へ放出するという報告がある。注目されている健康食品サプリメントである。

アントシアニン 緑茶のなかのカテキン，赤ワインのなかのポリフェノール，ブルーベリーのなかの眼に効く成分などの総称をアントシアニンという。主として活性酸素の阻害をし，血栓，心筋梗塞，動脈硬化の予防を行う物質として，最近注目されている。

脂肪肝 肝臓に脂質が蓄積する疾患。肝臓の脂質は中性脂肪が主体で肝実質細胞内にみられる。脂肪肝の原因は「アルコール多飲症」「ステロイドホルモン投与」「過食あるいは肥満」「糖尿病」「テトラサイクリン中毒」などがあり，フォアグラや霜降り状態に肝臓はなっている。

GOT グルタミン酸オキサロ酢酸トランスアミナーゼの略。血清GOTの高値は細胞から炎症，壊死，損傷などによる血中への逸脱を示し，臨床的には肝炎，心臓病（心筋梗塞），筋ジストロフィーの指標となる酵素。

GPT グルタミン酸ピルビン酸トランスアミナーゼの略。血清GPTの高値は細胞から炎症，壊死，損傷などによる血中への逸脱を示す。とくにGPTの高値は肝炎の指標となる酵素。

コンドロイチン硫酸 動物細胞の表面に存在するプロテオグリカンに含まれるグリコサミノグリカンの一種である。医療の現場ではナトリウム塩を関節症，角膜表層の保護，術後の癒着防止に使用する。

4 健康と化学物質

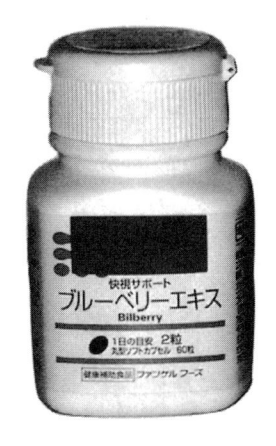

図2.4.11　ブルーベリーエキス

ウコン（鬱金）は，しょうが科の多年草でその根茎を用い，原産地である熱帯アジアでは猛暑をしのぐために食し，人々の健康に役立ってきました。特に最近，健康維持に，主成分であるクルクミンの働きが注目を集めています。

栄養成分表 (本品100g中)	
エネルギー	140.2kcal
たん白質	4.38 g
脂　質	3.28 g
糖　質	22.88 g
ナトリウム	0.05 g
カルシウム	11.61 g

本品1粒中クルクミン2.25mg含みます。

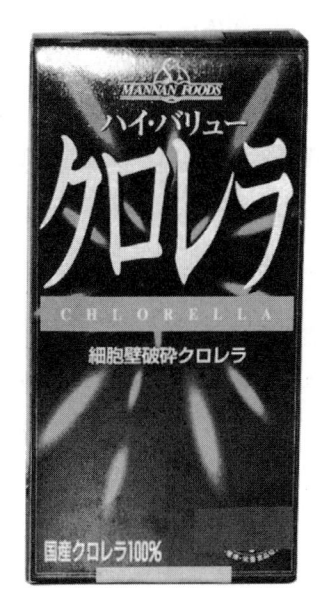

図2.4.12　B社ウコン説明書と栄養成分

C社の説明書と栄養成分

クロレラは，たんぱく質やビタミンB_2，鉄などの栄養成分をはじめ，葉緑素やクロレラエキス（C.G.F）を含んでいます。

名　　称	クロレラ食品	
原 材 料	クロレラ粉末	
内 容 量	310g（0.2g×1,550粒）	
栄養成分 (100g当たり)	エネルギー	350〜420kcal
	たんぱく質	55〜65g
	脂　質	6〜15g
	糖　質	2〜8g
	ナトリウム	50〜280mg
	ビタミンB_2	3〜9mg
	鉄	60〜180mg
	葉緑素	1,500〜3,000mg
	クロレラエキス(C.G.F)	15〜25g
小動物によるクロレラたんぱく質の消化率 78〜80%		

図2.4.13　クロレラ

5 化 粧 品

5.1 化粧品とは

化粧品は薬事法により「人の身体を清潔にしたり皮膚もしくは毛髪を健やかに保つために身体に塗擦，散布などの方法で使用する。人体に対する作用が緩和なもの」と定義されており，医薬品などとは異なり，人に使用されるものだけが対象となっている。

化粧品は，生活必需品および嗜好品として主に使用される。前者は化粧石けん，歯磨きなどと基礎化粧品である。後者はにおいを主とした香水，ローション，色彩を主としたメイクアップ用の仕上げ化粧品などであり，消費者の嗜好に左右されやすく，流行の影響を受けやすい。

最近の化粧品のほとんどは化学物質からなる化学製品である。したがって，化学物質の安全性が重要となってくる。化学物質の安全性は個人差が大きいので，自分の皮膚にあった化粧品を選ぶことが最も大切である。

化粧品の種類は非常に多く，その分類法にもいろいろあるがその一例を表 2.4.17 に示した。

5.2 化粧品の成分

化粧品の成分は原料となる油脂成分と，それに添加される成分とに大きく分けることができる。原料としての油脂類は，主にヤシ油，パーム油，椿油などで，前者二種類は化粧石けんとして，椿油などは乳液，クリームなどに使われる。

主に添加される成分について表 2.4.18 に示した。

乳化剤として使われる界面活性剤には，合成のものと天然のものがあり，合成のものには古くから使われているアルキルベンゼンスルホン酸がある。この物質はタール系色素を皮膚に取り込む作用があり，強い毒性が危惧されている。一方，天然のものは大豆サポニン，卵黄レシチンなどがある。いずれも無毒性であるが，卵黄レシチンはアレルギーを起こすこともあるので注意する必要がある。サポニンとレシチンの性質について表 2.4.19 と表 2.4.20 に示した。

潤いを維持するために化粧水や乳液に使用される湿潤剤のプロピレングリコールは，強い皮膚毒性を呈し接触皮膚炎症を起こす。

保湿剤としてはグリセリン，ソルビトールなどが使われていたが，新しいものとしてコラーゲンが使われるようになった。コラーゲンはウシの軟骨から採取し高価であったが，近年バイオテクノロジーにより多量に，しかも安全性の高いものができるようになり，幅広く使われるようになった。

微生物やかびによる変質を防ぐために使われる防腐剤には，エチルアル

4 健康と化学物質

表2.4.17 化粧品の分類

	洗　浄　料	基礎化粧料	仕上げ化粧料	芳香製品
皮膚に用いる化粧品	石けん(透明,クリーム状),洗粉,クレンジング	化粧品,乳液,クリーム,化粧油,パック剤	白粉,紅,墨,アイシャドウ,アイライナー	香　水 ローション ～～～～～ パウダー状 練　状 ～～～～～ (花香調) (幻想的)
頭髪に用いる化粧品	シャンプー,洗髪粉,リンス(石けん)	ヘアトニック,ヘアオイル,ヘアクリーム	ポマード,チック,ヘアオイル,ヘアクリーム,セットローション,ヘアカラー,整髪料	
爪に用いる化粧品	リムーバー(除去液,除光液),キューティクルリムーバー	ネイルポリッシュ,クリーム,ベイスコート	ネイルエナメル,カバーコート	
口中に用いる化粧品		歯磨,含そう剤		

表2.4.18 化粧品に添加される成分

	化　学　成　分
乳化剤 　界面活性剤 　　合成界面活性剤	アルキルベンゼンスルホン酸,塩化アルキルトリメチルアンモニウム,塩化ステアリルトリメチルアンモニウム,<u>ステアリルアルコール</u>,モノステアリン酸ソルビタン
天然界面活性剤 　湿潤剤 　起泡剤 　保湿剤	<u>大豆サポニン</u>,<u>卵黄レシチン</u> プロピレングリコール,グリセリン <u>アシルサルコシン塩</u> グリセリン,<u>ソルビトール</u>,ポリエチレングリコール,<u>コラーゲン</u>,<u>尿素</u>
防腐剤	エチルアルコール,塩化ベンザルコニウム,塩化ジフェンヒドラミン,<u>デヒドロ酢酸</u>,<u>パラオキシ安息香酸エステル</u>,グルコン酸クロルヘキシジン
殺菌剤	安息香酸,エチルアルコール,ヘキサクロロフェン,ベンザルコニウム
酸化防止剤	トコフェロール(ビタミンE),BHT(ブチルヒドロキシトルエン),BHA(ブチルヒドロキシアニソール)

――無毒性を示す

表2.4.19　サポニンの性質	表2.4.20　レシチンの性質
●植物に広く分布する配糖体 ●水・メタノール・アルコールに溶けやすい ●著しく泡だつ ●強心剤などに用いる	●脂質中のリン脂質の一種 ●正式名はホスファチジルコリン ●脳髄・神経などに存在 ●卵黄・大豆に多く含まれる ●アルコール・エーテルに溶けやすい ●界面活性剤・乳化剤などに用いる

コール，パラオキシ安息香酸エステル，デヒドロ酢酸などがある．殺菌剤にはエチルアルコール，安息香酸などがある．

油性成分の酸化を防止するために使われる酸化防止剤には，トコフェロール（ビタミンE），BHT（ブチルヒドロキシトルエン），BHA（ブチルヒドロキシアニソール）などがある．トコフェロールは毒性が少ないが，BHTとBHAは発がん性，皮膚炎および過敏症が疑われている．

5.3 具体的な化粧品

以下に主に使われる化粧品について述べる．

◆口 紅

化粧品といって最初に頭に浮かんでくるのは，まず「口紅」である．平安の世からあるといわれている口紅は紅花という花の色素を用いていた．江戸時代に「京紅」といわれて京都で生産されていた．この赤い色素はカーサミンというもので，当時ヨーロッパでは赤い虫の色素であるルミンを使用していた．現在ではロウやラノリンを基材とし香料，色素，防腐剤および酸化防止材などを混ぜて棒状に成型する．色素類について表2.4.21に示した．

口紅をつくるときに必要なことは以下の三点である．唇への刺激性や毒性がない，唇への適合性（のび，つきやすさ），つけたときの色が変色や退色しにくいことなどがあげられる．しかし，食品には禁止されている「タール系色素」は食べないからよいという理由で口紅には使用が許可されている．タール系色素の赤，オレンジ系は光があたると細胞に毒性を与える光毒性がありトラブルの元になっている．

光ってさらに落ちにくい口紅がこのシーズンの新製品で各社がしのぎをけずっている．唇の組織に密着した色素であると考えられるが各社，産業秘密事項なのでその機序がわからないが，洋服（布）やコーヒーカップにもつかない効果は完璧であり，表層コーティングの層に秘密があるようだ．いずれにしても新しい化合物に違いないと考えられる．

よい口紅と使用の際の注意を表2.4.22に示した．

◆アイシャドウとマスカラ

つぎに気になるのは，繊細な器官である目を美しくみせるアイシャドウである．デリケートな場所だけに安全性がとくに要求されると思われる．色素としては，ブルー，ブラウン，グレー，グリーン，オレンジおよびピンクなど暗い色だけでなく明るい色も多く製品化されている．目の周りに塗るので目への安全性について確立されていると思われるが，視力への影響についての詳細な報告はない．目の周りの皮膚炎や化粧品負けやかぶれは報告されている．アイシャドウの成分を表2.4.23に示した．

アイシャドウよりもっと目に入りやすいのがマスカラである．目に対する

光毒性 光がある種の物質を励起して光化学反応を起こし，皮膚や眼などの生体組織を傷害する現象．

表2.4.21　口紅などに使用されている色素類

タール系色素*   　赤色202号，赤色203，204，213号，だいだい色203号（アメリカでは禁止：1998年），赤色219号，赤色225号，黄色201号，緑色201，202，204，205号，青色201，202，404号，紫色201，401号，褐色201号，黒色401号
顔　料   　カオリン，タルク（白い色素）；グンジョウ（青，紫の色素）；セリサイト（パール系の光沢色素）；ベンガラ（赤い色素）
その他   　イカ墨粉末・クチナシ青，黄色・シルクパウダー・ベニバナ赤・カーサミン・ベニバナ黄・銅クロロフィル・パプリカ色素・クロシン・クロセチン・シコニン・カルミン

化粧品にとって最も必要とされているのは色素である．最近，いろいろなカラーが使用され，中間色やラメ入りカラー，金粉を使用するものなど多様である．しかし，毎日顔に塗るもので，この色素が，最も刺激性，発がん性（皮膚がん）が疑われており危険である．
*タール系色素：石油から分離されているもので，現在80種近いタール系色素は化粧品に使用されている．あまりにも危険（発がん率が高い）なので食品として使用せず，化粧品にのみ使用されている代表的なものを表に示した．いずれも接触皮膚炎，皮膚がんの危険性をもつ．

表2.4.22　よい口紅と使用の際の注意

① 唇の表面ではどよく溶け，よくのび，均一に付着するものがよい．
② 硬さが適当で使用中に折れないもの，容器から必要以上に長くだして使わないように注意することも大切なことである．
③ 紅がにじみ，型がととのえられないものはよくない．
④ おちにくい口紅といわれているものには，色素が唇に染着したり，あらすことがあるので，用がすんだらすぐ拭きとり，肌と同様の手入れを忘れないようにする．この種の口紅は頰紅に使わないこと．

表2.4.23　アイシャドーの成分

練り状アイシャドウ		固型粉末型	
酸化チタン	3%	顔　料	15%
タルク	5	パール剤	35
顔　料	12	ステアリン酸亜鉛	8
パール剤	18	カオリン	10
白色ワセリン	13	タルク	21
ラノリン誘導体	5	エステル	5.5
マイクロクリスタリンワックス	15	ラノリン誘導体	5.5
スクワラン	2		
香　料	0.5		
流動パラフィン	26.5		

毒性の研究はかなり進んでいて安全であるが，コンタクトレンズ装着時に目に入って問題になったことがある程度で普通に使用している場合は安全である。主として成分はパラフィン系を使い刺激性のない穏やかな乳化剤を使用している。人によってはまぶたの皮膚炎が報告されているが，その人の体質や塗る量にもよる。

◆ ネイルアート

最も危険なのは，最近大流行のネイルアートと呼ばれているマニキュアやペディキュアである。爪にマニキュアを塗るのは昔からあったが，自分の爪に自然の色素を塗っていたり量も少量であった。しかし，現在のネイルアートは付け爪を使用したり，塗料も種類が多く，ほとんどが合成品である。しかも，除光液は強力なオキシベンゼンやプロピレングリコールを使用しないと現在のマニキュアはラッカーなので溶けない。

しかし，爪は角質なので何を塗っても吸収しないから安全であると思われている。確かに，皮膚毒性はない。皮膚からの吸収も少ないが，除光液の処理中に有機溶媒を吸ってしまう。また，カラフルな爪で食事の用意をしている人を見かけるので注意が必要である。

5.4 化粧水・乳液とクリーム

化粧水には油脂成分と界面活性剤（表 2.4.24）が入っている。また油脂成分の酸化を防ぐための殺菌防腐剤（パラベン）が多く使われている。このパラベンでかぶれる人もいる。一方，保湿剤としてポリエチレングリコールが使われているものはアレルギーを起こしやすい（表 2.4.25）。化粧水に含まれる要注意物質を表 2.4.26 に示した。

乳液は空気が乾燥してがさがさした皮膚をしっとりさせるのに効果がある。しかし，効果は一時的なものが多い。しかも，化粧水より界面活性剤を多く含み，油分も多く，かぶれやすい。乳液の中和剤として使われているトリエタノールアミンやジエタノールアミンは，原料や容器に微量含まれる亜硝酸によって発がん性のニトロソ化合物をつくる可能性があるといわれている。乳液に含まれる要注意物質を表 2.4.27 に示した。

クリームは油性成分であるラノリンやワックス，ロウに界面活性剤を加えたもので，乳液より油分が多い。これらの油性成分の腐敗を防ぐための殺菌防腐剤や，酸化を防ぐための酸化防止剤も加えられている。

皮膚が弱く，かぶれやすく，アレルギーを起こしやすい人は，表示をよくみて，香料，殺菌防腐剤，色素の入ったものは避けたほうがよい。

表2.4.24 化粧品に使われている陰イオン界面活性剤

セチル硫酸ナトリウム（セチル硫酸塩）
直鎖型アルキルベンゼンスルホン酸ナトリウム（アルキルベンゼンスルホン酸塩）
ポリオキシエチレンラウリルエーテル硫酸塩類……ポリオキシエチレンラウリルエーテル硫酸トリエタノールアミン，ポリオキシエチレンラウリルエーテル硫酸ナトリウム（ポリオキシエチレンラウリルエーテル硫酸塩）
ラウリル硫酸塩類……ラウリル硫酸トリエタノールアミン，ラウリル硫酸ナトリウム（ラウリル硫酸塩）

出所）小若順一他編：暮らしの安全白書，学陽書房（1992）

表2.4.25 アレルギーを起こしやすい主な化粧品成分

色　　素	赤色207号，赤色219号，赤色225号，黄色203号，黄色204号，橙色203号
香　　料	
油　　分	ラノリン
殺菌防腐剤	パラベン，ヘキサクロロフェン，トリクロロカルバニリド
保 湿 剤	プロピレングリコール，ポリエチレングリコール
染 毛 剤	パラフェニレンジアミン

出所）同左

表2.4.26 要注意物質が含まれる化粧水の例

会社名	商品名	要注意物質
A	スキンローション	パラベン
B	エッセンス・ローション・ライト	＊ポリエチレングリコール，パラベン，＊ジブチルヒドロキシトルエン，＊青色1号，＊黄色4号，香料
C	ライトスキン・ローション	パラベン，プロピレングリコール，＊青色1号，＊黄色203号，香料
D		ミリスチン酸イソプロピル，パラベン，＊紫色401号，プロピレングリコール，酢酸トコフェロール，香料
E	トーニング・ローションS	＊青色1号，＊赤色227号，パラベン，プロピレングリコール，エデト酸塩，香料
F	フェイシャル・トリートメント・エッセンス	パラベン，＊ソルビン酸，安息香酸塩
G	フレッシュ・ローションE	黄色203号，青色205号，パラベン，酢酸トコフェロール，オキシベンゾン，香料

注）＊は発がんの疑いのある物質。
出所）同上

表2.4.27 要注意物質が含まれる乳液の例

会社名	商品名	要注意物質
A	乳液	＊トリエタノールアミン，プロピレングリコール，還元ラノリン，セタノール，パラベン，香料
B	ミルクローション	パラベン，香料，セタノール
C	スペシャル・ゴールデン・ローション	＊トリエタノールアミン，＊黄色203号，＊イソプロピルメチルフェノール，セタノール，プロピレングリコール，酢酸トコフェロール，パラベン，エデト酸塩，香料
D	モイスチャー・ミルク	セタノール，パラベン，香料
E	フレッシュ・ミルクE	＊緑色3号，パラベン，酢酸トコフェロール，オキシベンゾン，香料

注）＊は発がんの疑いのある物質。
出所）同上

6　電磁波の恐怖

わたしたちが日常使っている電気製品などからは電磁波がでているものが多い（図 2.4.14）。とくに若者を中心に普及している携帯電話とPHSの影響は大きい。

最近，携帯電話とPHSの普及率は急激に伸びており，このことは新機種の開発，通話料金の値下げ，ハードの安価化，利用しやすさの追求および携帯化（軽量化）が進んだためと考えられている。この現代の超ヒット商品には高齢化が進む日本社会において最大の問題点をもっている。それはこの小さな機械からかなりの電磁波が発せられている点である。

国民の二人に一人が携帯電話をもつ時代に突入し，外国にもそれらの多くを輸出している。しかし，安全性はどのようになっているのだろうか，日本ではこの問題については外国まかせで，科学技術庁で検討が始まったばかりであり，非常に頼りない状況である。極論をいうと携帯電話の使いすぎで本人が脳腫瘍になったとしても覚悟のうえであるが，関係のない人が心臓停止で亡くなるのは納得がいかない。

これからの次世代の人びとは生まれたときには，もう携帯電話があり使用することが当然であると思っているので，若いうちから教育していく必要がある。

6.1　電磁波の問題点

携帯電話やPHSの着信時に最も大量の電磁波がでるといわれている。この電磁波について少なくとも三つの大きな問題があるといわれている。まず，第一は心臓ペースメーカーへの影響である。電車の車両のなかでの携帯電話の使用を禁止している。理由はある一定の密閉空間で高度の電磁波が発生した場合，心臓ペースメーカーの拍動指示シグナルを乱してしまう恐れがある。70cmから1mの距離に携帯電話を使用する人がいる場合，心臓の拍動を速くしてしまったり（頻脈），心臓へのシグナルが阻害され心拍動が止ってしまうこともある（心停止）。

日本は高齢社会に移行しており，ますます心臓病の人が増加する傾向にあるので，この問題は今後の課題となる。第二に，携帯電話の先進国であるアメリカでは耳にあてて使うことが多い点を指摘し，脳腫瘍や耳の障害と携帯電話の発する電磁波との因果関係を5年前から研究している。しかし，いまだにその因果関係は不明である。イギリスにおいても2000年の5月の共同通信ニュースで「携帯電話，脳に悪影響」「子供の携帯電話使用に警告」という内容が見出しになり大きな反響を呼び，国をあげて研究調査にのりだした。

第三に電車，飛行機，自動車やバスなどは大抵，コンピュータ制御されて

心臓ペースメーカー　人工ペースメーカーはパルス発生器と心臓に固定する電極よりなっている。心房，心室に一定の調律の微弱電流を流して心拍を制御する。電磁波はこのパルスを乱す。

4 健康と化学物質

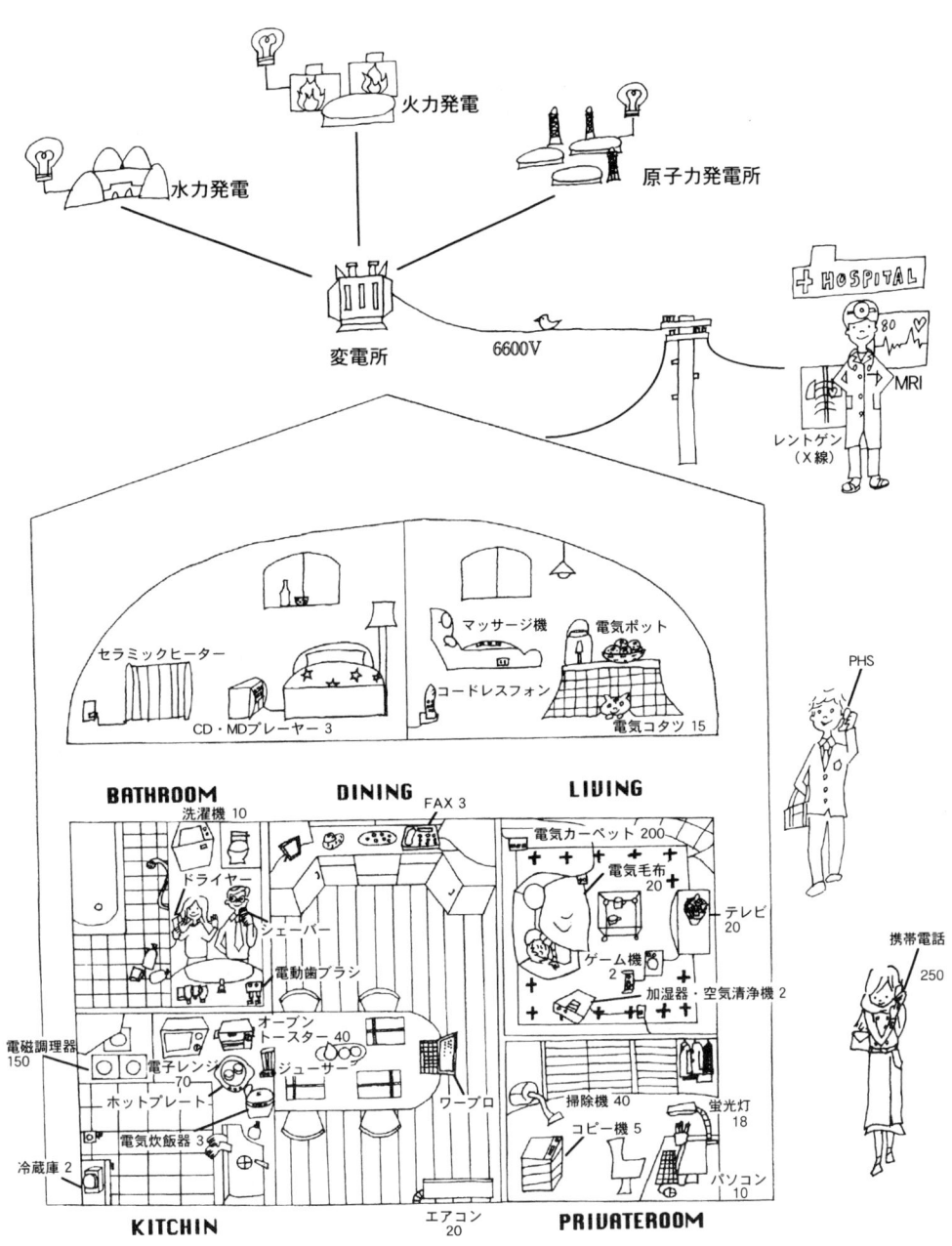

注) 数字は10cmの距離のmG値

その他の電気製品の電磁波
電気ジャー　5　　乾燥器　5　　おしり洗浄器　25　　自動車の運転席（フロント部分）　5　　アイロン　25

図2.4.14　身のまわりにある電気製品からの電磁波

おり，パソコン，モバイルツール，携帯電話などが出す低周波やマイクロ波が，計器を狂わせて事故につながる可能性が高いとされる。

6.2 電磁波の大きさ

電磁波とは真空または物質中を走る電磁波の流れのことで，電気と磁気の二つが関係している。電磁波の種類と用途を表2.4.28に示した。電磁波の単位はmG（ミリガウス）で表わす。

携帯電話から出る電磁波は250mGとかなり高い値を示している（2000年現在）。他の家電での電磁波の値は図2.4.14に示した。

このうち，テレビは思ったより少ないと安心する人も多いと思うが，テレビはコンセントまで抜いておく人は少なく一日中つけている家庭も多く，けっして少ないとはいえない。また，電気毛布もよくないといわれるが温度だけでなく，この電磁波に睡眠中曝されていることが問題になる。最近，フローリングの床に電気カーペットを敷くのが流行っているが，子どもを遊ばすのによい電磁波の値とは思えない。ファックスやコピー機は低い値であるが，仕事場ではずっとスイッチはONの状態である。狭い職場ではとくに危険である。以上のように現代社会での生活現場は電磁波だらけである。

そこで，心臓にペースメーカーを装着している人びとをこのような状態から守るために，電磁波を吸収するか，はね返すカード大のプレートが開発された。胸のポケットに入れて使用する。しかし，後ろからの電磁波には弱く，あくまで電車に座ったとして前に立つ人が使う携帯電話に対して有効である。また，ビジネスの世界では20年前から，電磁波カットエプロンがパソコンを長時間使う職種（銀行や事務担当者用）に配給されていたが機動性に欠け不便であり，しかも前のみで後ろからの電磁波には無力である。

6.3 電磁波と病気の関係

電磁波がもたらす健康障害を表2.4.29に示した。とくに影響の大きい低周波とマイクロ波の場合は，つぎに示す病気に関与しているといわれている。

電磁波が遺伝子を損傷し脳腫瘍以外にも発がんする。また，妊婦が暴露されると奇形児ができる催奇形作用をもつ。神経細胞中のカルシウムイオンが溶出して神経症になったり，ホルモン分泌に異常が生じ精神異常が起きる。ほかに，乳がんが男女ともに電磁波の影響で発生率が上昇する。とくに男性でも電気技師や高圧線の保守点検技師に乳がんが多いという報告もある。

6.4 電磁波を避ける方法

具体的に電磁波を避けるためにはどうすればよいのか。以下に数例示した（表2.4.30）。また電気製品との安全な距離について示した（表2.4.31）。

表2.4.28 電磁波の種類と用途

分類	名称	波長	主な用途
電離放射線	ガンマー線	0.001nm以下	材料検査
	エックス線	0.001～10nm	医療
光の仲間	紫外線	10～400nm	レーザー
	可視光線	400～780nm	レーザー，光学器械
	赤外線	780nm～0.1mm	暖房，カメラ，リモコン通信
電波	サブミリ波	0.1～1mm	
	ミリ波	1～10mm	軍事用レーダー
	センチ波(マイクロ波)	1～10cm	レーダー，携帯電話，PHS
	極超短波(UHF)	10～100cm	テレビ放送，各種無線通信
	超短波(VHF)	1～10m	テレビ・FM放送，無線通信
	短波	1～100m	ラジオ放送，各種無線通信
	中波	100～1000m	ラジオ放送，各種無線通信
	長波	1～10km	
	超長波	10～100km	電磁調理器
	超々長波	100km以上	高圧送電線，家電製品全般

出所）日本子孫基金製作：食品と暮らしの安全，No.82付録（1996）

表2.4.29 電磁波がもたらす健康障害

電磁波を出すもの	健康障害
高圧送電線 家電製品	がん，白血病，神経障害，異常出産，遺伝障害など
パソコン・ファミコン テレビ	眼精疲労，白内障，異常出産，精神的ストレス，顔面発疹など
携帯電話	脳腫瘍，白内障など
アマチュア無線 電子レンジ・レーダー	白内障，無精子症など
赤外線・可視光線	白内障，皮膚障害など
紫外線	白内障，皮膚がんなど
エックス線・ガンマ線	がん，白血病など

注）エックス線，ガンマ線，紫外線の一部は危険性が高い。それ以外も，慢性的や極端に強い被爆は危険である。
出所）表2.4.28と同じ。

表2.4.30 電気製品との安全な距離・安全に付き合う方法

電子レンジ	1m以上離れる
電磁調理器	2m以上，最も危ない家電
ホットプレート	30cm以上離れる
電気炊飯器	30cm以上離れる
トースター	30cm以上離れる
電気ポット	30cm以上離れる
ジューサー・ミキサー	30cm以上離れる
冷蔵庫	50cm以上離れる
洗濯機	50cm以上離れる
電気掃除機	本体から1m以上離れる
エアコン・空気清浄器	1m以上離れる
テレビ・ファミコン	2m以上・長時間使わない
CDラジカセ	50cm以上離れる

出所）表2.4.28と同じ。

表2.4.31 電磁波を避ける方法

電気スタンド	蛍光灯はきわめて電磁波が多く，直下で長時間勉強する受験生は白熱灯に交換するとよい。
パソコンやテレビのブラウン管	多量の電磁波を出すし，長時間使用する可能性が高い。離れて使用するか液晶タイプに交換する。
携帯電話	イヤホンとマイクを使い身体より離す。
電気毛布	つけておいて暖めておき，寝るときは電源を切って余熱で寝る。
腕時計	電池式をやめ自動巻き，手巻きまたはソーラータイプにする。
冷蔵庫・電子レンジ	台所におき，普段の居住区から離しておく。
電気剃刀	安全剃刀に切り替える。

―――― この章のキーワード ――――
化学物質過敏症，シックハウス，殺虫剤，エコ資材，医薬品，栄養サプリメント，化粧品，電磁波

化学物質から身を守る方法

1 化学物質を使いすぎないようにする
   ① こまめに手を洗う。
   ② 殺虫剤は表示をよく見る。
   ③ ペットのノミ駆除剤の代わりに珪藻土をまく。
   ④ 乳児には，ペンキやニスを塗ってない木製ないしは天然繊維性の玩具を与える。

2 食事の仕方に注意する
   ① 特定のものばかり食べる偏食をしないで，多くの種類のものをバランスよく食べる。
   ② 環境ホルモンの中には，油に溶けて体内にたまりやすいものがあるので，脂肪分の多い食品の常食は控える。
   ③ できるだけ無農薬，減農薬の野菜，果物などを選ぶ。
   ④ 野菜，果物などは良く洗い，魚とくに沿海魚は内臓を除いて調理する。
   ⑤ 食物繊維を多く含むキノコ類，昆布，海苔，ひじきなどの海藻類，大豆，小豆，エンドウなどの豆類，ゴボウ，カボチャ，緑黄色野菜やこんにゃくなどを心がけてとるようにする（食物繊維は，ダイオキシン類などを体の中から排出させるという報告がある）。
   ⑥ プラスチック容器に入れたまま，食品（とくに油の多い食品）を加熱して調理することは避ける。

3 妊娠時にはとくに注意する
   環境ホルモンの影響は，胎児や乳幼児に大きく作用するといわれている。妊娠中には以下のことに気をつける。
   ① 肉類やバターなど動物性脂肪食品は取りすぎない。
   ② 無農薬，減農薬野菜を食べるように努める。
   ③ できるだけプラスチック製の食器は使わない。
   ④ 電子レンジで加熱するとき，直接食品をラップ類でくるまない。
   ⑤ よく歯をみがいて虫歯にならないようにする（ポリカーボネート製歯科用材料からビスフェノールAが溶出する可能性があるという報告がある）。
   ⑥ なるべく化粧を控える。

4 ポリカーボネート製ほ乳びんの使用にあたっては，以下のことに注意する
   ① ほ乳びんを洗浄するときは，軟らかい素材（スポンジ等）を使用する。
   ② 洗剤は，ほ乳びん専用洗剤もしくは台所用中性洗剤を使用する。
      洗剤の使用に際しては，取扱説明書を確認し，適量使用する。
   ③ 煮沸消毒は1回当り3～5分以内で処理する（過度の煮沸は，ほ乳び

んを痛める原因になる)。
④　薬液消毒は消毒薬の説明書をよく読み，濃度や時間に注意して使用する。
⑤　表面に細かいキズが付いたものや白濁したもの，長時間使用したほ乳びんは，新しいものと取り替える。
⑥　調乳温度は50～60℃前後，授乳温度は40℃前後とする。熱湯での調乳は避ける（粉ミルクメーカー各社では，栄養素保護の観点からも，50～60℃前後の調乳を推奨している。また，お湯の温度が高くなるとビスフェノールAの溶出が増加する）。
⑦　電子レンジを利用する場合は，付属の取扱説明書をよく読む。
　・調乳したミルクを電子レンジで加熱しない。
　・電子レンジ専用消毒器を使用する場合は，消毒容器の取扱説明書をよく読む。
　・ほ乳びんで調乳用のお湯をつくらない。
　＊なお，ガラス製ほ乳びんを使用すれば，ビスフェノールAの溶出の心配はない。

5　ポリカーボネート食器の取扱いにあたっては，以下のことに注意する
①　食器を洗うときは，軟らかいスポンジを使用する。
②　洗剤の使用に際しては，取扱説明書を確認し，適量を使用する。
③　食器の漂白に際し漂白剤の説明書をよく読み，濃度や時間に注意して使用する。また，後のすすぎを十分に行う。
④　熱湯消毒は，85～90℃で，3分以内で処理する（長時間の熱湯処理は，材質の加水分解の原因となる）。

6　除草剤や家庭園芸用の殺虫剤・防虫剤などをむやみに使わない
　除草剤や殺虫剤の中には，環境ホルモン作用が疑われているものが多くある。
①　使用時は，取扱説明書を良く読んで使用し，使用後は手を良く洗う。
②　屋内で使用する場合は，換気に注意する。

7　ごみを減らし，ダイオキシン類を減らす
　ごみを減らすためには，4Rsの実行を（Refuse：発生源を絶つ，Reduce：減らす，Reuse：再利用，Recyde：再生）。
①　物を大切に使い，あまり必要でない使い捨て商品を買わない。
②　いらない袋や包装などをできるだけ断る。
③　ごみを分別してリサイクルできるものはリサイクルに回す。
④　生ごみや木の葉など，できるだけごみとして出さないで堆肥にしたり埋めて土にかえす。

資料1 「環境ホルモン」関連年表

1940年代	五大湖周辺でのDDT, PCB, ダイオキシンなどの大規模汚染による野生動物の繁殖力低下, 住民の発がん率増加などが社会問題化。
1950年	リンデマン（米）らが動物実験でDDTのエストロゲン様作用を報告。
1962年	レイチェル・カーソン（米）が『沈黙の春』を出版, ベストセラーに。
1970年代前半	DDT使用禁止に（日本1971年, 米国1972年）。米国でDES（人工エストロゲン）による膣がんが多発。
1975年	マクラクラン（米）がマウスの動物実験でDESによる生殖異常を確認, 『サイエンス』に発表。
1981年	ノーストローム（カナダ）が, 北極海のシロクマからDDTを検出。
1991年	ウイングスプレッド（ウィスコンシン州）会議。コルボーン（米）ら多数の研究者が集合。動物実験の報告など, 化学物質の生物への影響について意見交換。
1992年	スカッケベック（デンマーク）が『ブリティッシュ・メディカル・ジャーナル』に人の男性の精子数減少を報告。
1993年	英BBCが「Assault on the Male」（男性への攻撃）を放映。ホルモン様化学物質の問題が広く紹介され, 番組はエミー賞を獲得。
1994年	ワシントン会議。マクラクランらが魚類についても生殖異常などを報告。
1995年	ウイングスプレッド会議。魚類の発生, 生殖変化は化学物質の影響であることが合意される。
1996年3月	コンボーンらが, *Our Stolen Future* を出版。ゴア副大統領が序文を寄せたことも手伝って反響大。
1997年3月	環境庁が「外因性内分泌攪乱化学物質問題に関する研究班」を発足。7月に「内分泌攪乱作用が疑われる化学物質の我が国の環境中濃度」を発表。対象は67物質（群）。
1997年5月	NHK「サイエンスアイ」が環境ホルモン問題を特集。以後, 日本でもマスコミが「環境ホルモン」を大きく取り上げはじめる。
1997年9月	翔泳社が *Our Stolen Future* の邦訳『奪われし未来』を出版。
1997年12月	厚生省によるごみ焼却施設のダイオキシン排出基準が施行されるが, 「不完全」との批判あり。
1998年2月	集英社が *The Feminization of Nature* (1997) の邦訳『メス化する自然』を出版。著者はBBC「男性への攻撃」をプロデュースしたデボラ・キャドバリー。
1998年4月	環境庁が補正予算120億円を投じ, 国立環境研究所（つくば市）に環境ホルモン対策のための中核的研究所設置を決定。
1998年6月	国連環境計画の呼びかけにより, 環境ホルモンの使用削減などに関する国際的規制を検討する多国交渉ジュネーブ（スイス）で開催。

資料6 化学物質の規制に関する諸法令とその位置づけ

化学物質の用途 \ 評価される性質	急性毒性	慢性毒性	変異原性（発がん性）	環境中の挙動もしくは慢性毒性
医薬品 化粧品 医薬部外品等	薬事法	薬事法	労働安全衛生法	
食品添加物等	毒物及び劇物取締法	食品衛生法	労働安全衛生法	
農薬	毒物及び劇物取締法	農薬取締法	労働安全衛生法	
一般化学品	毒物及び劇物取締法	家庭用品等	労働安全衛生法	化審法

資料）環境庁

資料2　環境ホルモンの種類

化学物質名	主な用途、ほか	化学物質名	主な用途、ほか
2,4,5-T	除草剤　製造中止	メチラム	殺菌剤
2,4-D	除草剤	ビンクロゾリン	殺菌剤
アトラジン	除草剤	ジネブ	殺菌剤
アラクロール	除草剤	ジラム	殺菌剤
シマジン	除草剤	HCH（ヘキサクロロシクロヘキサン）	農薬や殺虫剤　1971年・農薬としての使用中止
ニトロフェン	除草剤　1982年・農薬としての使用中止	ペンタクロロフェノール	防腐剤、除草剤　1990年・農薬としての使用中止
トリフルラリン	除草剤	アミトロール	分散染料、写真薬　1975年・農薬としての使用中止
メトリブジン	除草剤	合成ピレスロイド	除虫菊の花に含まれている化合物　殺虫剤などに使用
エチルパラチオン	殺虫剤　1971年・農薬としての使用中止	アルキルフェノール	界面活性剤や油溶性フェノール樹脂などに使用　ノニルフェノール、オクチルフェノールなどがある
カルバリル	殺虫剤	有機スズ	船底の塗料などに使用　トリブチルスズとトリフェニルスズが環境ホルモン　現在、外航船以外は使用されていない
1,2-ジブロモクロロプロパン	殺虫剤　1980年・農薬としての使用中止	ポリ臭化ビフェニール類	難燃剤として使用
アルドリン	殺虫剤　1981年・製造、輸入、使用禁止	ビスフェノールA	エポキシ樹脂、ポリカーボネート樹脂の原料
エンドリン	殺虫剤　1981年・製造、輸入、使用禁止	フタル酸ジエチルヘキシル	プラスチックの可塑剤
ディルドリン	殺虫剤　1981年・製造、輸入、使用禁止	フタル酸ジシクロヘキシル	防湿セロファン用可塑剤ほか
エンドスルファン	殺虫剤	ベンゾピレン	石油精製の過程で生成
マラチオン（マラソン）	殺虫剤	フタル酸ジブチル	プラスチックの可塑剤
アルディカーブ	殺虫剤	カドミウム	半導体、合金の製造用
メソミル	殺虫剤	鉛	蓄電池、鉛板の電極ほか
キーポン	殺虫剤　1960年・農薬としての使用中止	水銀	圧力計、温度計など
メトキシクロル	殺虫剤　日本では農薬としては使用されていない	2,4-ジクロロフェノール	塗料の中間体として使用
マイレックス	殺虫剤　日本では農薬としては使用されていない	ベンゾフェノン	医薬品の合成原料
トキサフェン	殺虫剤　日本では農薬としては使用されていない	4-ニトロトルエン	p-トルイジンなどの中間に生成
ヘプタクロルおよびヘプタクロルエポキサイド	殺虫剤　1986年・農薬としての使用中止	オクタクロロスチレン	有機塩素化合物製造時の副生成物
クロルデン、オキシクロルデンおよびtrans-ノナクロル	殺虫剤　クロルデンは農薬用途で1986年・全用途で製造、販売、使用禁止	スチレンの2および3量体	スチレンは発泡スチロールなどに含有
DDTおよびその代謝物	殺虫剤　1981年・全用途で製造、販売、使用禁止	ダイオキシン類	廃棄物の焼却過程などに生成
ヘキサクロロベンゼン	殺虫剤　1972年・生産中止	PCB類	電機製品などに使用　1972年・生産中止
ベノミル	殺菌剤		
マンミル	殺菌剤		
マンゼブ	殺菌剤		

(出所) リーバン：ダイオキシンと環境ホルモン (1998)

資料3

基準項目　水道水の水質基準

新しい水質基準の中核をなす『基準項目』では、一生水道水を飲み続けても人の健康に影響が生じない水準を十分考慮して基準を設定し、安全性を基に水道水としての生活利用上（色、濁り、臭いなど）あるいは水道施設の管理上（腐食性など）障害が生じるおそれのない水質として基準を設定した《水道水が有すべき性状に関連する項目》とに分けられている。

①健康に関連する項目：29項目

	項目	単位	旧水質基準	新水質基準
1	一般細菌	個/ml以下	100	100
2	大腸菌群	−	不検出	不検出
3	シアン	mg/l以下	不検出	0.01
4	水銀	〃	不検出	0.0005
5	鉛	〃	0.1	0.05
6	六価クロム	〃	0.05	0.05
7	カドミウム	〃	0.01	0.01
8	セレン	〃	0.01(暫)	0.01
9	ヒ素	〃	0.05	0.01
10	フッ素	〃	0.8	0.8
11	硝酸性窒素及び亜硝酸性窒素	〃	10	10
12	トリクロロエチレン	〃	0.03(暫)	0.03
13	テトラクロロエチレン	〃	0.01(暫)	0.01
14	四塩化炭素	〃	−	0.002
15	1.1.2-トリクロロエタン	〃	−	0.006
16	1.2-ジクロロエタン	〃	−	0.004
17	1.1-ジクロロエチレン	〃	−	0.02
18	シス1.2-ジクロロエチレン	〃	−	0.04
19	ジクロロメタン	〃	−	0.02
20	ベンゼン	〃	−	0.01
21	総トリハロメタン	〃	0.01(制)	0.1
22	クロロホルム	〃	−	0.06
23	ブロモジクロロメタン	〃	−	0.03
24	ジブロモクロロメタン	〃	−	0.1
25	ブロモホルム	〃	−	0.09
26	チウラム	〃	0.006(制)	0.006
27	ジマジン	〃	0.003(〃)	0.003
28	ベンチオカーブ	〃	−	0.02
29	1.3-ジクロロプロペン	〃	−	0.002

②水道水が有すべき性状に関連する項目：17項目

	項目	単位	旧水質基準	新水質基準
1	塩素イオン	mg/l以下	200	200
2	有機物等(KMnO₄消費量)	〃	10	10
3	銅	〃	1.0	1.0
4	鉄	〃	0.3	0.3
5	マンガン	〃	0.3	0.05
6	亜鉛	〃	1.0	1.0
7	ナトリウム	〃		200
8	カルシウム,マグネシウム等(硬度)	〃	300	300
9	蒸発残留物	〃	500	500
10	フェノール類	〃	0.005	0.005
11	1.1.1-トリクロロエタン	〃	0.3(暫)	0.3
12	陰イオン界面活性剤	〃	0.5	0.2
13	pH		5.8～8.6	5.8～8.6
14	臭気		異常でないこと	異常でないこと
15	味		異常でないこと	異常でないこと
16	色度	度	5	5
17	濁度	〃	2	2

注1) 旧水質基準の有機リンは、監視項目へ移行
注2) 旧水質基準のうち
　　(暫)は、暫定基準値
　　(制)は、制御目標値
　　(目)は、暫定水質目標値

快適水質項目

『快適水質項目』は、おいしい水など、より質の高い水道水を供給するために設けられたもので、色・臭い・味覚などに関する13項目について目標値が定められている。

快適水質項目：13項目

	項目	単位	目標値	備考
1	マンガン	mg/l以下	0.01	色
2	アルミニウム	〃	0.2	
3	残留塩素		1程度	
4	2-MIB　粉末活性炭処理　粒状活性炭処理		0.00002　0.00001	におい
5	ジェオスミン　粉末活性炭処理　粒状活性炭処理		0.00002　0.00001	
6	臭気強度(TGN)		3以下	
7	遊離炭酸	mg/l以下	20	味覚
8	有機物等(KMnO₄消費量)		3	
9	カルシウム,マグネシウム等(硬度)	mg/l	10～100	
10	蒸発残留物		30～200	
11	濁度	度以下	給水栓1　給水栓0.1	濁り
12	ランゲリア指数(腐食性)		−1以上	腐食
13	pH値		7.5程度	

監視項目

『監視項目』は、現在のところ水道水からの検出は極めて低い水準にあるものの、将来的には検出水準が上昇するおそれもあるため、その検出状況を監視していくことが望ましいとされるものです。有機化学物質や農薬を中心として、26項目について指針値が定められている。

監視項目：26項目

	項目	単位	指針値	備考
1	トランス-1.2-ジクロロエチレン	mg/l以下	0.04	一般有機化学物質
2	トルエン	〃	0.6	
3	キシレン	〃	0.4	
4	p-ジクロロベンゼン	〃	0.3	
5	1,2-ジクロロプロパン	〃	0.06	
6	フタル酸ジエチルヘキシル	〃	0.06	
7	ニッケル	〃	0.01	無機物質・重金属
8	アンチモン	〃	0.002	
9	ほう酸	〃	0.2	
10	モリブデン	〃	0.07	
11	ホルムアルデヒド	〃	0.08	消毒副生成物
12	ジクロロ酢酸	〃	0.04	
13	トリクロロ酢酸	〃	0.3	
14	ジクロロアセトニトリル	〃	0.08	
15	抱水クロラール	〃	0.03	
16	イソキサチオン	mg/l以下	0.008	農薬
17	ダイアジノン	〃	0.005	
18	フェニトロチオン(MEP)	〃	0.003	
19	イソプロチオラン	〃	0.04	
20	クロロニル(TPN)	〃	0.04	
21	プロピザミド	〃	0.008	
22	ジクロルボス(DDVP)	〃	0.01	
23	フェノカルブ(BPMC)	〃	0.02	
24	クロルニトロフェン(CNP)	〃	0.005	
25	イプロベンホス(IBP)	〃	0.008	
26	EPN	〃	0.006	

資料 4 米国環境保護庁が発がん性ありと指定した農薬

種　類	農　薬　名	適　用　作　物
殺虫剤	アセフェート	柑橘類
	アミトラズ	柑橘類, りんご, 梨, 綿
	ディコホール	野菜, 果物, 茶
	ひ酸鉛	野菜, さつまいも, 果樹
	メソミル	大豆, 野菜, 果物, 稲
	テトラクロロビンホス	稲, 野菜, 芝
	チオジカーブ	野菜, 果物
	ペルメトリン	野菜, 果物
	シペルメトリン	綿, 野菜, 果物
殺菌剤	ベノミル	柑橘類, 稲, 大豆
	キャプタホール	りんご, トマト
	キャプタン	アーモンド, りんご, 桃
	クロロタロニル	稲, 麦, 野菜, 果物
	フォルペット	野菜, 果物
	ホセチルアルミニューム	パイナップル
	マンカゼブ	野菜, 果物
	マンネブ	野菜, 果物
	PCNB	野菜, 林業
	メチルチオファネート	野菜, 果物
	ジネブ	野菜, 果物
除草剤	アラクロール	とうもろこし, 大豆, 牧草
	アシュラム	芝, 牧草
	リニュロン	大豆, 牧草
	メトラクロール	とうもろこし, 大豆
	パラコート	稲, 麦, 野菜, 果物
	トリフラリン	稲, 麦, 野菜, 果物
	オキサジアゾン	稲, 牧草
	プロピザミド	レタス
	グリホサート	果樹収穫物, 牧草
その他	ダミノジド	果物
	o-フェニルフェノール	柑橘類, 果樹収穫物

日本で市販されていない農薬は表から除外されている。
出所）安藤満：環境化学, Vol.1, 16〜37（1991）一部改変。

資料5 催奇形性が報告されている医薬品

分類	一般名	動物	催奇形性 ヒト	評価点検	参考
精神神経用剤	ペラジン perazine	+ (胎児毒性)		1	
	プロクロルペラジン prochlorperazine	+	四肢奇形	3	
	トリフロペラジン trifluoperazine	+ (胎児毒性)	あざらし肢、心奇形	3	
	チオリダジン thioridazine	+ (胎児毒性)		3	
	プロペリシアジン propericiazine	+ (胎児毒性)		3	
	チオプロペラジン thioproperazine	+ (胎児毒性)	±	3	
	塩酸プロフェナミン profenamine hydrochloride		±	1	
	ハロペリドール haloperidol	+	±	3	
	クロキサゾラム cloxazolam	±		3	
	オキサゼパム oxazepam	±		3	
	オキシペルチン oxypertine	+ (胎児毒性)	±	3	
	レボドパ levodopa	++	四肢奇形	1	
	塩酸アマンタジン amantadine hydrochloride	±		3	
	クロミプラミン clomipramine	+	±	3	
	塩酸クロカプラミン clocapramine dihydrochloride	+	±	3	
	トリミプラミン trimipramine	+	±	3	
	アミトリプチリン amitriptyline	+	± (複合奇形)	3	
	塩酸ノルトリプチリン nortriptyline hydrochloride	+	+ 小耳	1	アミノプテリン症候群
	メチルフェニデート methylphenidate	+		3	
	塩酸メタンフェタミン methamphetamine hydrochloride	+	+ (小頭、発育遅延)	3	
局部麻酔剤	塩酸プロカイン procaine hydrochloride		+ (白内障)	3	
	塩酸コカイン cocainehydrochloride		+ (足奇形)	1	
筋弛緩剤	臭化パンクロニウム pancuronium bromide			3	
自律神経用剤	マレイン酸エルゴメトリン ergometrine maleate		+ (ポーランド症候群)	3	
	塩酸トラゾリン tolazoline hydrochloride		+ (口蓋裂)	3	
	塩酸ジシクロベリン dicycloverine hydrochloride		± (四肢奇形、眼、二分脊椎)	3	

分類	一般名	動物	催奇形性 ヒト	評価点検	参考
催眠鎮静剤	メシル酸ベタヒスチン betahistine mesylate	+	± (口蓋裂、ジギタリ)	1	
	塩酸メクリジン meclizine hydrochloride	+	± (口蓋裂)	1	
	チエチルペラジン thiethylperazine	+	±	1	
抗てんかん剤	メタルビタール metharbital	+	±	3	妊婦三徴体外路症状
	プリミドン primidone	++	±	3	新生児出血傾向
	フェニトイン（ジフェニルヒダントイン）phenytoin	++	++	5	胎児ヒダントイン症候群
	トリメタジオン trimethadione	++	++	5	胎児トリメタジオン症候群
	エトスクシミド ethosuximide	++	±	1	
	カルバマゼピン carbamazepine	++	±	3	
	アセタゾラミド acetazolamide	++	±	3	
	メトクロプラミド metoclopramide	±		1	
	クロルジアゼポキシド chlordiazepoxide	+ (胎児毒性)	± (心奇形)	3	
	ジアゼパム diazepam	++	± (指)	3	
	バルプロ酸ナトリウム sodium valprate	+	+	1	分娩中 sleeping baby(O_2必要)
解熱鎮痛消炎剤	アセトアミノフェン acetaminophen	+	±	3	
	スルピリン sulpyrin	+	± (白内障)	3	
	アスピリン aspirin	+	± (四肢奇形、聴・視器無形成)	3	
	イブプロフェン ibuprofen	+	+ あざらし肢	3	
	インドメタシン indometacin	+	±	3	
	クロフェゾン clofezone	+	±	1	
	コルヒチン cholchicine	+		3	
	イミプラミン imipramine	±	±	1	
精神神経用剤	クロルプロマジン chlorpromazine	+ (胎児毒性)	+	3	
	パーフェナジン perphenazine	+ (胎児毒性)	++	3	
	フルフェナジン fluphenazine	+ (胎児毒性)	±	1	

出所）高柳一成：薬の安全性――その基礎知識，南山堂から引用．

関連法令

薬事法（抄）

（昭和35年8月10日 法律第145号）

最近改正　平成18年3月31日　法律第10号

（目的）
第1条　この法律は，医薬品，医薬部外品，化粧品及び医療機器の品質，有効性及び安全性の確保のために必要な規制を行うとともに，医療上特にその必要性が高い医薬品及び医療機器の研究開発の促進のために必要な措置を講ずることにより，保健衛生の向上を図ることを目的とする。

（定義）
第2条　この法律で「医薬品」とは，次に掲げる物をいう。
一　日本薬局方に収められている物
二　人又は動物の疾病の診断，治療又は予防に使用されることが目的とされている物であつて，機械器具，歯科材料，医療用品及び衛生用品（以下「機械器具等」という。）でないもの（医薬部外品を除く。）
三　人又は動物の身体の構造又は機能に影響を及ぼすことが目的とされている物であつて，機械器具等でないもの（医薬部外品及び化粧品を除く。）

② この法律で「医薬部外品」とは，次に掲げることが目的とされており，かつ，人体に対する作用が緩和な物であつて機械器具等でないもの及びこれらに準ずる物で厚生労働大臣の指定するものをいう。ただし，これらの使用目的のほかに，前項第二号又は第三号に規定する用途に使用されることも併せて目的とされている物を除く。
一　吐きけその他の不快感又は口臭若しくは体臭の防止
二　あせも，ただれ等の防止
三　脱毛の防止，育毛又は除毛
四　人又は動物の保健のためにするねずみ，はえ，蚊，のみ等の駆除又は防止

③ この法律で「化粧品」とは，人の身体を清潔にし，美化し，魅力を増し，容貌を変え，又は皮膚若しくは毛髪を健やかに保つために，身体に塗擦，散布その他これらに類似する方法で使用されることが目的とされている物で，人体に対する作用が緩和なものをいう。ただし，これらの使用目的のほかに，第1項第二号又は第三号に規定する用途に使用されることも併せて目的とされている物及び医薬部外品を除く。

④ この法律で「医療機器」とは，人若しくは動物の疾病の診断，治療若しくは予防に使用されること，又は人若しくは動物の身体の構造若しくは機能に影響を及ぼすことが目的とされている機械器具等であつて，政令で定めるものをいう。

⑤ この法律で「高度管理医療機器」とは，医療機器であつて，副作用又は機能の障害が生じた場合（適正な使用目的に従い適正に使用された場合に限る。次項及び第七項において同じ。）において人の生命及び健康に重大な影響を与えるおそれがあることからその適切な管理が必要なものとして，厚生労働大臣が薬事・食品衛生審議会の意見を聴いて指定するものをいう。

⑥ この法律で「管理医療機器」とは，高度管理医療機器以外の医療機器であつて，副作用又は機能の障害が生じた場合において人の生命及び健康に影響を与えるおそれがあることからその適切な管理が必要なものとして，厚生労働大臣が薬事・食品衛生審議会の意見を聴いて指定するものをいう。

⑦ この法律で「一般医療機器」とは，高度管理医療機器及び管理医療機器以外の医療機器であつて，副作用又は機能の障害が生じた場合においても，人の生命及び健康に影響を与えるおそれがほとんどないものとして，厚生労働大臣が薬事・食品衛生審議会の意見を聴いて指定するものをいう。

⑧ この法律で「特定保守管理医療機器」とは，医療機器のうち，保守点検，修理その他の管理に専門的な知識及び技能を必要とすることからその適正な管理が行われなければ疾病の診断，治療又は予防に重大な影響を与えるおそれがあるものとして，厚生労働大臣が薬事・食品衛生審議会の意見を聴いて指定するものをいう。

⑨ この法律で「生物由来製品」とは，人その他の生物（植物を除く。）に由来するものを原料又は材料として製造（小分けを含む。以下同じ。）をされる医薬品，医薬部外品，化粧品又は医療機器のうち，保健衛生上特別の注意を要するものとして，厚生労働大臣が薬事・食品衛生審議会の意見を聴いて指定するものをいう。

⑩ この法律で「特定生物由来製品」とは，生物由来製品のうち，販売し，賃貸し，又は授与した後において当該生物由来製品による保健衛生上の危害の発生又は拡大を防止するための措置を講ずることが必要なものであつて，厚生労働大臣が薬事・食品衛生審議会の意見を聴いて指定するものをいう。

⑪ この法律で「薬局」とは，薬剤師が販売又は授与の目的で調剤の業務を行う場所（その開設者が医薬品の販売業を併せ行う場合には，その販売業に必要な場所を含む。）をいう。ただし，病院若しくは診療所又は飼育動物診療施設（獣医療法（平成4年法律第46号）第2条第2項に規定する診療施設をいい，往診のみによつて獣医師に飼育動物の診療業務を行わせる者の住所を含む。以下同じ。）の調剤所を除く。

⑫ この法律で「製造販売」とは，その製造等（他に委託して製造をする場合を含み，他から委託を受けて製造をする場合を含まない。以下同じ。）をし，又は輸入をした医薬品（原薬たる医薬品を除く。），医薬部外品，化粧品又は医療機器を，それぞれ販売し，賃貸し，又は授与することをいう。

⑬ この法律で「体外診断用医薬品」とは，専ら疾病の診断に使用されることが目的とされている医薬品のうち，人又は動物の身体に直接使用されることのないものをいう。

⑭ この法律で「希少疾病用医薬品」とは，第77条の2第1項の規定による指定を受けた医薬品を，「希少疾病用医療機器」とは，同項の規定による指定を受けた医療機器をいう。

⑮ この法律で「治験」とは，第14条第3項（同条第9項及び第19条の2第5項において準用する場合を含む。）の規定により提出すべき資料のうち臨床試験の試験成績に関する資料の収集を目的とする試験の実施をいう。

食品衛生法（抄）

（昭和22年12月24日 法律第233号）

最近改正　平成17年7月26日　法律第87号

（目的）
第1条　この法律は，食品の安全性の確保のために公衆衛生の見地から必要な規制その他の措置を講ずることにより，飲食に起因する衛生上の危害の発生を防止し，もつて国民の健康の保護を図ることを目的とする。

（定義）
第4条　この法律で食品とは，すべての飲食物をいう。ただし，薬事法（昭和35年法律第145号）に規定する医薬品及び医薬部外品は，これを含まない。
② この法律で添加物とは，食品の製造の過程において又は食品の加工若しくは保存の目的で，食品に添加，混和，浸潤その他の方法によつて使用する物をいう。
③ この法律で天然香料とは，動植物から得られた物又はその混合物で，食品の着香の目的で使用される添加物をいう。
④ この法律で器具とは，飲食器，割ぽう具その他食品又は添加物の採取，製造，加工，調理，貯蔵，運搬，陳列，授受又は摂取の用に供され，かつ，食品又は添加物に直接接触する機械，器具その他の物をいう。ただし，農業及び水産業における食品の採取の用に供される機械，器具その他の物は，これを含まない。
⑤ この法律で容器包装とは，食品又は添加物を入れ，又は包んでいる物で，食品又は添加物を授受する場合そのままで引き渡すものをいう。
⑥ この法律で食品衛生とは，食品，添加物，器具及び容器包装を対象とする飲食に関する衛生をいう。
⑦ この法律で営業とは，業として，食品若しくは添加物を採取し，製造し，輸入し，加工し，調理し，貯蔵し，運搬し，若しくは販売すること又は器具若しくは容器包装を製造し，輸入し，若しくは販売することをいう。ただし，農業及び水産業における食品の採取業は，これを含まない。
⑧ この法律で営業者とは，営業を営む人又は法人をいう。
⑨ この法律で登録検査機関とは，第33条第1項の規定により厚生労働大臣の登録を受けた法人をいう。

農薬取締法（抄）

（昭和23年7月1日 法律第82号）

最近改正　平成17年4月27日　法律第33号

（目的）
第1条　この法律は，農薬について登録の制度を設け，販売及び使用の規制等を行なうことにより，農薬の品質の適正化とその安全かつ適正な使用の確保を図り，もつて農業生産の安定と国民の健康の保護に資するとともに，国民の生活環境の保全に寄与することを目的とする。

（定義）
第1条の2　この法律において「農薬」とは，農作物（樹木及び農林産物を含む。以下「農作物等」という。）を害する菌，線虫，だに，昆虫，ねずみその他の動植物又はウイルス（以下「病害虫」と総称する。）の防除に用いられる殺菌剤，殺虫剤その他の薬剤（その薬剤を原料又は材料として使用した資材で当該防除に用いられるもののうち政令で定めるものを含む。）及び農作物等の生理機能の増進又は抑制に用いられる成長促進剤，発芽抑制剤その他の薬剤をいう。
② 前項の防除のために利用される天敵は，この法律の適用については，これを農薬とみなす。
③ この法律において「製造者」とは，農薬を製造し，又は加工する者をいい，「輸入者」とは，農薬を輸入する者をいい，「販売者」とは，農薬を販売（販売以外の授与を含む。以下同じ。）する者をいう。
④ この法律において「残留性」とは，農薬の使用に伴いその農薬の成分である物質（その物質が化学的に変化して生成した物質を含む。）が農作物等又は土壌に残留する性質をいう。

毒物及び劇物取締法（抄）

（昭和25年12月28日 法律第303号）

最近改正　平成13年6月29日　法律第87号

（目的）
第1条　この法律は，毒物及び劇物について，保健衛生上の見地から必要な取締を行うことを目的とする。

（定義）
第2条　この法律で「毒物」とは，別表第1に掲げる物であつて，医薬品及び医薬部外品以外のものをいう。
② この法律で「劇物」とは，別表第2に掲げる物であつて，医薬品及び医薬部外品以外のものをいう。
③ この法律で「特定毒物」とは，毒物であつて，別表第3に掲げるものをいう。

（禁止規定）
第3条　毒物又は劇物の製造業の登録を受けた者でなければ，毒物又は劇物を販売又は授与の目的で製造してはならない。
② 毒物又は劇物の輸入業の登録を受けた者でなければ，毒物又は劇物を販売又は授与の目的で輸入してはならない。
③ 毒物又は劇物の販売業の登録を受けた者でなければ，毒物又は劇物を販売し，授与し，又は販売若しくは授与の目的で貯蔵し，運搬し，若しくは陳列してはならない。

但し、毒物又は劇物の製造業者又は輸入業者が、その製造し、又は輸入した毒物又は劇物を、他の毒物又は劇物の製造業者、輸入業者又は販売業者（以下「毒物劇物営業者」という。）に販売し、授与し、又はこれらの目的で貯蔵し、運搬し、若しくは陳列するときは、この限りでない。

第3条の2 毒物若しくは劇物の製造業者又は学術研究のため特定毒物を製造し、若しくは使用することができる者として都道府県知事の許可を受けた者（以下「特定毒物研究者」という。）でなければ、特定毒物を製造してはならない。

② 毒物若しくは劇物の輸入業者又は特定毒物研究者でなければ、特定毒物を輸入してはならない。

③ 特定毒物研究者又は特定毒物を使用することができる者として品目ごとに政令で指定する者（以下「特定毒物使用者」という。）でなければ、特定毒物を使用してはならない。ただし、毒物又は劇物の製造業者が毒物又は劇物の製造のために特定毒物を使用するときは、この限りでない。

④ 特定毒物研究者は、特定毒物を学術研究以外の用途に供してはならない。

⑤ 特定毒物使用者は、特定毒物を品目ごとに政令で定める用途以外の用途に供してはならない。

⑥ 毒物劇物営業者、特定毒物研究者又は特定毒物使用者でなければ、特定毒物を譲り渡し、又は譲り受けてはならない。

⑦ 前項に規定する者は、同項に規定する者以外の者に特定毒物を譲り渡し、又は同項に規定する者以外の者から特定毒物を譲り受けてはならない。

⑧ 毒物劇物営業者又は特定毒物研究者は、特定毒物使用者に対し、その者が使用することができる特定毒物以外の特定毒物を譲り渡してはならない。

⑨ 毒物劇物営業者又は特定毒物研究者は、保健衛生上の危害を防止するため政令で特定毒物について品質、着色又は表示の基準が定められたときは、当該特定毒物については、その基準に適合するものでなければ、これを特定毒物使用者に譲り渡してはならない。

⑩ 毒物劇物営業者、特定毒物研究者又は特定毒物使用者でなければ、特定毒物を所持してはならない。

⑪ 特定毒物使用者は、その使用することができる特定毒物以外の特定毒物を譲り受け、又は所持してはならない。

化学物質の審査及び製造等の規制に関する法律（抄）

（昭和48年10月16日 法律第117号）

最近改正　平成15年5月28日　法律第49号

（目的）

第1条 この法律は、難分解性の性状を有し、かつ、人の健康を損なうおそれ又は動植物の生息若しくは生育に支障を及ぼすおそれがある化学物質による環境の汚染を防止するため、新規の化学物質の製造又は輸入に際し事前にその化学物質が難分解性等の性状を有するかどうかを審査する制度を設けるとともに、その有する性状等に応じ、化学物質の製造、輸入、使用等について必要な規制を行うことを目的とする。

（定義等）

第2条 この法律において「化学物質」とは、元素又は化合物に化学反応を起こさせることにより得られる化合物（放射性物質及び次に掲げる物を除く。）をいう。

一　毒物及び劇物取締法（昭和25年法律第303号）第2条第三項に規定する特定毒物

二　覚せい剤取締法（昭和26年法律第252号）第2条第1項に規定する覚せい剤及び同条第5項に規定する覚せい剤原料

三　麻薬及び向精神薬取締法（昭和28年法律第14号）第2条第一号に規定する麻薬

② この法律において「第一種特定化学物質」とは、次の各号のいずれかに該当する化学物質で政令で定めるものをいう。

一　イ及びロに該当するものであること。
　イ　自然的作用による化学的変化を生じにくいものであり、かつ、生物の体内に蓄積されやすいものであること。
　ロ　次のいずれかに該当するものであること。
　　(1) 継続的に摂取される場合には、人の健康を損なうおそれがあるものであること。
　　(2) 継続的に摂取される場合には、高次捕食動物（生活環境動植物（その生息又は生育に支障を生ずる場合には、人の生活環境の保全上支障を生ずるおそれがある動植物をいう。以下同じ。）に該当する動物のうち、食物連鎖を通じてイに該当する化学物質を最もその体内に蓄積しやすい状況にあるものをいう。以下同じ。）の生息又は生育に支障を及ぼすおそれがあるものであること。

二　当該化学物質が自然的作用による化学的変化を生じやすいものである場合には、自然的作用による化学的変化により生成する化学物質（元素を含む。）が前号イ及びロに該当するものであること。

③ この法律において「第二種特定化学物質」とは、次の各号のいずれかに該当し、かつ、その製造、輸入、使用等の状況からみて相当広範な地域の環境において当該化学物質が相当程度残留しているか、又は近くその状況に至ることが確実であると見込まれることにより、人の健康に係る被害又は生活環境動植物の生息若しくは生育に係る被害を生ずるおそれがあると認められる化学物質で政令で定めるものをいう。

一　イ又はロのいずれかに該当するものであること。
　イ　自然的作用による化学的変化を生じにくいものであり、かつ、継続的に摂取される場合には人の健康を損なうおそれがあるもの（前項第一号に該当するものを除く。）であること。
　ロ　当該化学物質が自然的作用による化学的変化を生じやすいものである場合には、自然的作用による化学的変化により生成する化学物質（元素を含む。）がイに該当するものであること。

二　イ又はロのいずれかに該当するものであること。

イ　自然的作用による化学的変化を生じにくいものであり，かつ，継続的に摂取され，又はこれにさらされる場合には生活環境動植物の生息又は生育に支障を及ぼすおそれがあるもの（前項第一号に該当するものを除く。）であること。
　ロ　当該化学物質が自然的作用による化学的変化を生じやすいものである場合には，自然的作用による化学的変化により生成する化学物質（元素を含む。）がイに該当するものであること。
④　この法律において「第一種監視化学物質」とは，次の各号のいずれかに該当する化学物質（新規化学物質を除く。）で厚生労働大臣，経済産業大臣及び環境大臣が指定するものをいう。
　一　第2項第一号イに該当するものであり，かつ，同号ロに該当するかどうか明らかでないものであること。
　二　当該化学物質が自然的作用による化学的変化を生じやすいものである場合には，自然的作用による化学的変化により生成する化学物質（元素を含む。）が前号に該当するものであること。
⑤　この法律において「第二種監視化学物質」とは，第3項第一号に該当する疑いのある化学物質（同号に該当する化学物質で第二種特定化学物質として指定されていないものを含む。）で厚生労働大臣，経済産業大臣及び環境大臣が指定するものをいう。
⑥　この法律において「第三種監視化学物質」とは，次の各号のいずれかに該当する化学物質で経済産業大臣及び環境大臣が指定するものをいう。
　一　自然的作用による化学的変化を生じにくいものであり，かつ，動植物の生息又は生育に支障を及ぼすおそれがあるもの（第2項第一号に該当するもの及び第3項第二号イに該当するもので第二種特定化学物質として指定されているものを除く。）であること。
　二　当該化学物質が自然的作用による化学的変化を生じやすいものである場合には，自然的作用による化学的変化により生成する化学物質（元素を含む。）が前号に該当するものであること。

労働安全衛生法（抄）

（昭和47年6月8日　法律第57号）

最近改正　平成18年3月31日　法律第25号

第57条の3　化学物質による労働者の健康障害を防止するため，既存の化学物質として政令で定める化学物質（第三項の規定によりその名称が公表された化学物質を含む。）以外の化学物質（以下この条において「新規化学物質」という。）を製造し，又は輸入しようとする事業者は，あらかじめ，厚生労働省令で定めるところにより，厚生労働大臣の定める基準に従つて有害性の調査（当該新規化学物質が労働者の健康に与える影響についての調査をいう。以下この条において同じ。）を行い，当該新規化学物質の名称，有害性の調査の結果その他の事項を厚生労働大臣に届け出なければならない。ただし，次の各号のいずれかに該当するときその他政令で定める場合は，この限りでない。
　一　当該新規化学物質に関し，厚生労働省令で定めるところにより，当該新規化学物質について予定されている製造又は取扱いの方法等からみて労働者が当該新規化学物質にさらされるおそれがない旨の厚生労働大臣の確認を受けたとき。
　二　当該新規化学物質に関し，厚生労働省令で定めるところにより，既に得られている知見等に基づき厚生労働省令で定める有害性がない旨の厚生労働大臣の確認を受けたとき。
　三　当該新規化学物質を試験研究のため製造し，又は輸入しようとするとき。
　四　当該新規化学物質が主として一般消費者の生活の用に供される製品（当該新規化学物質を含有する製品を含む。）として輸入される場合で，厚生労働省令で定めるとき。
②　有害性の調査を行った事業者は，その結果に基づいて，当該新規化学物質による労働者の健康障害を防止するため必要な措置を速やかに講じなければならない。
③　厚生労働大臣は，第1項の規定による届出があつた場合（同項第二号の規定による確認をした場合を含む。）には，厚生労働省令で定めるところにより，当該新規化学物質の名称を公表するものとする。
④　厚生労働大臣は，第1項の規定による届出があつた場合には，厚生労働省令で定めるところにより，有害性の調査の結果について学識経験者の意見を聴き，当該届出に係る化学物質による労働者の健康障害を防止するため必要があると認めるときは，届出をした事業者に対し，施設又は設備の設置又は整備，保護具の備付けその他の措置を講ずべきことを勧告することができる。
⑤　前項の規定により有害性の調査の結果について意見を求められた学識経験者は，当該有害性の調査の結果に関して知り得た秘密を漏らしてはならない。ただし，労働者の健康障害を防止するためやむを得ないときは，この限りでない。

参考文献

1部

栗原紀夫：豊かさと環境，化学同人（1997）
大竹千代子他：生活と科学，開成出版（1995）
三浦敏明，扇谷悟：暮らしと環境，三共出版（1998）
環境庁編：平成10年度 環境白書，大蔵印刷局（1998）

2部

1　シーア・コルボン他（長尾力訳）：奪われし未来，翔泳社（1998）
　　北條祥子：よくわかる環境ホルモンの話，合同出版（1998）
　　宮田秀明：ダイオキシンから身を守る法，成星出版（1998）
　　安原昭夫：しのびよる化学物質汚染，合同出版（1999）
2　環境庁編：地球温暖化を防ぐ，NHKブックス（1993）
　　片岡正光他：酸性雨と大気汚染，三共出版（1998）
　　谷山鉄郎：恐るべき酸性雨，合同出版（1998）
　　北野大：人間・環境・地球，共立出版（1997）
3　安藤満：よくわかる農薬汚染，合同出版（1997）
　　山口英昌：食の安全読本，合同出版（1997）
　　日野明寛：遺伝子組換え農作物，幸書房（1999）
　　小若順一他：遺伝子操作食品の避け方，コモンズ（2000）
　　中西準子：いのちの水，読売新聞社（1994）
　　高橋裕也編：水の百科事典，丸善（1997）
　　大坪壇監修：お茶の何でも小事典，講談社ブルーバックス（2000）
4　小若順一他：暮らしの安全白書，学陽書房（1992）
　　萩野晃：ケータイ天国電磁波地獄，週刊金曜日（2000）
　　三好基晴：危ない化学物質から身を守る，ワニの本（1997）
　　西岡一：安全な化粧品選び危ない化粧品選び，講談社（2000）
　　天笠啓介：図解電磁波恐怖マニュアル，ネスコ（1996）
　　高城修三：プロポリス健康革命，高橋書店（2000）
　　能登晴男：明日なき汚染，環境ホルモンとダイオキシンの家，集英社（1999）
　　網代太郎：週刊金曜日－シックスクール，金曜日（2000）
　　渡辺正司：健康食品にだまされない本，エール出版（1998）
　　近藤和雄：注目の栄養素，PHP研究所（1998）
　　中村和雄：自然派化粧品宣言，ダイヤモンド社（1999）
　　高橋久仁子：食べ物情報ウソホント，ブルーバックス（1998）
　　長山淳哉：しのびよるダイオキシン汚染，ブルーバックス（1997）
　　筏義人：環境ホルモン，ブルーバックス（1998）
　　西丸震哉：こんなものを食べていたのか，青春出版（2000）
　　環境会議：環境会議2000，宣伝会議（2000）
　　双康保健ダイジェスト，光映出版（2000）
　　自然のチカラと健康，夢（2000）
　　佐藤利夫：よいプロポリスの見分け方，現代書林（1999）
　　降旗節夫，横山篤：現代教養の科学，コレール社（1997）

索 引

あ 行

アガリクス茸　96
悪玉コレステロール　68, 69
アミノピリン　94
アンギオテンシン　68
安全な水　76
アントシアニン　98
EAP　70
一日許容摂取量　12
遺伝子　60
遺伝子組換え食品　60
　　――の安全性　62
　　――の表示　62
医薬品　90
　　――の相互作用　92
ウォッシュアウト　40
ウコン　97, 98
エイコサペンタエン酸　70
ADI　12
栄養サプリメント　96
エコ資材　87
NOEL　12
FAO　54
LD_{50}　12
塩素痤瘡　32
おいしい水　74
O-157　68
オーガニック食品　56
オゾン層破壊　42
$\omega 3$系　70
$\omega 6$系　70

か 行

外因性内分泌かく乱化学物質　17
界面活性剤　104
化学物質　8
　　――の体内代謝　82
　　非意図的生成――　10
化学物質過敏症　84
覚醒剤　92
化審法　10
カーソン, レイチェル　28
カテキン類　66
カネミ油症事件　30
カルキ臭　74
カルニチン　96
カロリーベースでの自給率　8
環境ホルモン　17
キシリトール　70
供給熱量自給率　8
京都議定書　35, 48
クリプトスポリジウム　78
β-グルカン　72

クロルアクネ　30
クロレラ　98
化粧品　100
健康食品　96
光化学オキシダント　44
光化学スモッグ　35, 44
抗高血圧　68
抗酸化　68
硬水　74
構造活性相関　12
光毒性　102
高度浄水処理　76
コカイン　92
コーデックス委員会　54
コプラナ―PCB　22, 32
コルボン, シーア　33
コンドロイチン硫酸　98

さ 行

催奇形性試験　13
殺虫剤　86
殺虫性　60
サポニン　100
サメ軟骨　98
サリチル酸　94
酸性雨　35, 40, 41
残留基準　52, 54
残留農薬　50, 54
Co-PCB　22
COP 6　35
2,3,7,8-四塩化ジベンゾ-p-ジオキシン　22
GOT　98
シックスクール　86
シックハウス　84
GPT　98
脂肪肝　98
受容体　90
浄水器　78
食品衛生法　14, 76
食品添加物　58
食物連鎖　28
除草剤耐性　60
新築病　84
森林被害　40
水質基準　76
スチレン　20
生物濃縮　28
生物農薬　50, 51
生物モニタリング調査　32
セベソ事件　13
善玉コレステロール　69
ソーラーカー　38

た 行

大気汚染　45
耐容一日摂取量　25
WHO　54
タンニン系　74
地球温暖化　35
地球温暖化防止条約　35
『沈黙の春』　28
テアニン系　74
TEQ　22
DHA　70
低公害車　36
TDI　25
ディーゼル車　46
DDT　28
電気自動車　38
電磁波　106
糖尿病　66
毒性等価量　22
ドコサヘキサエン酸　70
トリハロメタン　78

な 行

ηg　25
軟　水　74
ニアウォータ　76
二酸化炭素　35
燃料電池　38
農　薬　50, 51
農薬取締法　14

は 行

ハイブリットカー　36
発がん性試験　13
発がん抑制　66
パラベン　104
半数致死量　12
ρg　25
ビスフェノールA　20
PCDD　22
PCDF　22, 32
PCB　30
ppm　25
ppt　25
ppb　25
不飽和脂肪酸　70
浮遊粒子状物質　46
ヘルスカーボン　98
ブルーベリーエキス　98
プロポリス　96
ベークドアウト　87
変異原性試験　13
ペントバルビタール　94
ポストハーベスト農薬　58

母　乳　30
ポリ塩化ジベンゾ-*p*-ジオキシン　22
ポリ塩化ジベンゾフラン　22, 32
ポリフェノール　66
ホルムアルデヒド　84
ホルモン　24
ホルモン受容体　24
ま　行
マクロファージ　68
慢性毒性試験　13
水俣病　13

ミネラルウォータ　76
μg　25
ミュータンス菌　70
mg　25
無影響の用量　12
や　行
薬事法　90
薬物アレルギー　92
薬物依存　90
薬物代謝機構　92
薬物の影響　82

有機農業　54
有機農産物　54, 56
容器包装リサイクル法　18
ら　行
リスク　10
レインアウト　40
レシチン　100
レセプター　24, 90
労働安全衛生法　10, 14
ローヤルゼリー　96

執筆者一覧

横川洋子　1963年東京学芸大学中等教育科理科卒業，
　　　　　東京都立短期大学名誉教授　農学博士（東京大学）

横山　篤　1985年千葉大学大学院薬学研究科博士課程修了，
　　　　　野村総合研究所，東京医科歯科大学，日本たばこ産業，鎌
　　　　　倉女子大学助教授を経て，現在，神奈川生命記念財団附属
　　　　　研究所副所長　薬学博士

秋田正治　1987年麻布大学獣医学部畜産学科卒業，東京医科
　　　　　歯科大学研究生を経て，現在，鎌倉女子大学家政学部講師

くらしの化学　—化学物質の光と陰—

| 2001年 5 月10日　第一版第一刷発行 | ◎検印省略 |
| 2006年10月10日　第一版第三刷発行 | |

編著者　横川　洋子

発行所　株式会社　学文社　　郵便番号　　　153-0064
　　　　　　　　　　　　　　東京都目黒区下目黒 3-6-1
　　　　　　　　　　　　　　☎03(3715)1501　Fax03(3715)2012
発行者　田中千津子　　　　　振替口座　　00130-9-98842

©H.Yokokawa 2001

乱丁・落丁の場合は本社でお取替します。　　印刷所　シナノ
定価は売上カード，表紙に表示。

ISBN4-7620-1012-X

本橋　登・山本　豊編著 薬学生のための **やさしい化学実験** B5判　84頁　定価 1470円	実験を行うにあたっての心構え，レポートの書き方を示したうえで，実験の基本的操作および技術を簡潔に解説する。そして，実験の部では，無機化合物，有機化合物の性質を中心に実際に即して展開。
吉田　勉編著 **基礎からの生化学** B5判　150頁　定価 2100円	生化学を学ぶ上での基礎知識であるタンパク質，核酸，脂質，糖質，無機質，ビタミンについて簡潔にまとめた，大学・短大・専門学校，並びに栄養士・管理栄養士課程に学ぶ者にとって有用なテキスト。
吉田　勉編著 **健 康 と 食 生 活** B5判　160頁　定価 2100円	栄養士の活動，日本の食生活史，食様式や栄養・安全面からみた食生活等を概観。健康と食生活について主に自然科学的観点から分析。豊富な資料でわかりやすく解説し，健康と食を考える上での一指標に。
佐島群巳・横川洋子編著 **生 活 環 境 の 科 学** ──環境保全への参加行動── B5判　150頁　定価 1890円	21世紀は環境の時代である。本書は，自分を取り巻く環境に関心をもち，環境と自分との関わりや人間が環境に果たした役割や責任を認識し，自ら「生活の質を変え」，積極的に環境保全の実践力を培う。
北山雅昭編著 **環 境 問 題 へ の 誘 い** ──持続可能性の実現を目指して── A5判　236頁　定価 2100円	〔早稲田教育叢書〕自然・社会より研究者・実務家・記者・弁護士ら多様な視点を以てした。第一に生活・自然・地球と環境の様を。第二に問題発生の仕組を解き手段を。第三に自らの生と関わる契機を。
円城寺守編著 **地 球 環 境 システム** A5判　240頁　定価 2100円	〔早稲田教育叢書〕知識が集積され活動範囲が広がり，少しずつ人の目が大きくなり地球はだんだん小さくなった。今，地球上に起こる事象や社会における現象を一つのシステムとして捉え，考えていく。
塩川久男著 **科 学・技 術 の 歩 み** ──ルネサンスから19世紀末まで── A5判　204頁　定価 2957円	ルネサンスの時代にはじまり，近代諸科学が形成され，技術面では大規模工業化への道がひろがる19世紀末までの時代につき，科学・技術が，どのような経緯や状況のもとで生まれ育ってきたかを振り返る。
吉田　勉・小野　哲編 **食　品　衛　生　学** B5判　165頁　定価 2415円	健康に生きようとする生活者（消費者）にとって自己防衛のためにも，正確な食品衛生の知識が求められる時代である。本書は，一般的な生活者や管理栄養士・栄養士養成課程などの人の必携書。